AF469472

MÉMOIRE

QUI A REMPORTÉ

LE PREMIER PRIX

AU JUGEMENT DE LA SOCIÉTÉ DE MÉDECINE
DE TOULOUSE,

Dans sa séance du 10 novembre 1806, sur la Question proposée en ces termes :

« *Déterminer quels sont les avantages* » *ou les inconvéniens de la multiplicité* » *des Nomenclatures, relativement aux* » *travaux des Anatomistes, des Physiolo-* » *gistes et des Nosographes.* »

PAR J. A. MURAT (de la Dordogne),

Docteur en Médecine de l'École de Montpellier ; Médecin de la Charité ; Membre de la Société de Médecine - Pratique, et de la Société des Sciences et Belles - Lettres de la même ville ; Membre du Jury médical de la Dordogne ; correspondant de la Société médicale d'Émulation de Paris, et des Sociétés de Médecine de Bruxelles et du Gard, de Grenoble et de Toulouse ; Membre affilié de l'Académie de Législation de Paris, et Associé de la Société de Médecine d'Avignon.

•٠﴾━◆••◆━﴿٠•

A MONTPELLIER,
Chez Aug. SEGUIN, Libraire, place Notre-Dame.
1807.

*Credunt homines rationem suam
verbis imperare ; sed fit etiam ut
verba vim suam super intellectum
retorqueant et reflectant.*

BACON, nov. org.

A

G. CUVIER,

Professeur d'anatomie comparée au Collége de France et au Muséum d'histoire naturelle de Paris; Secrétaire perpétuel de l'Institut national pour les Sciences naturelles; Membre de plusieurs sociétés savantes et étrangères, etc.

Monsieur,

C'est une époque célèbre, celle où quatre chimistes français, après avoir, disait l'un d'eux, profondément médité sur la métaphysique des langues et sur le rapport des idées avec les mots, ont réformé le langage chimique.

Des médecins, et la gloire, vous le savez, Monsieur, en appartient encore à la France, ont voulu réformer à leur tour la langue anatomique. Mais les uns, s'il m'est permis de le dire, n'ont point considéré la réforme dans ses rapports idéologiques : les autres, malgré des vues philosophiques, n'ont point obtenu de plus heureux résultats. Dans cet état d'imperfection, la nouvelle nomenclature ne pouvait pas être généralement adoptée. Et vous-même, Monsieur, qui êtes regardé comme LE PREMIER ANATOMISTE DU SIÈCLE, vous ne vous êtes pas prononcé.

Frappée de cette incertitude où flottaient les esprits, la société de médecine de Toulouse devait penser qu'elle servirait la science, si elle proposait de déterminer quels sont les avantages ou les inconvéniens de la multiplicité des nomenclatures, relativement aux travaux des anatomistes, des physiologistes et des nosographes.

Mon travail pour cette compagnie savante ayant été couronné, je me félicite, Monsieur, que vous en ayez accepté l'hommage, et qu'il paraisse sous votre nom. Et si vous trouvez que dans un sujet aussi difficile, j'ai su discuter les opinions des hommes avec cette décence qui honore le savoir, vous serez plus sensible au témoignage public des hauts sentimens

De votre respectueux confrère,

MURAT.

Montpellier, ce 12 mars 1807.

MÉMOIRE

NOMENCLATURES MÉDICALES.

LES uns regardent la multiplicité des systêmes, comme le plus grand obstacle aux
progrès de la médecine ; les autres prétendent
que les erreurs même sont utiles à son avancement. Envisagée sous ces deux points, la
question sans doute serait bientôt jugée ; mais
elle est plus difficile et devient très-ardue,
lorsque les systêmes les plus opposés sont
donnés par des hommes qui sont, j'aime à
le dire, couverts de gloire et de célébrité.
Barthez est impérieux avec des abstractions ;
Pinel entraîne avec la méthode de l'analyse ;
Dumas introduit une méthode nouvelle de
philosopher ; Baumes s'élève avec un sys-
têne chimique ; Bichat a divisé la science en
appareils ; et Chaussier aujourd'hui la réduit
en tableaux. Au milieu de cette profusion,
chaque auteur veut que l'on adopte sa méthode, et que l'on parle son langage. « *Il
» est donc bien important de déterminer
» quels sont les avantages ou les inconvé-
» niens de la multiplicité des nomenclatu-*

» *res, relativement aux travaux des ana-*
» *tomistes, des physiologistes et des no-*
» *sographes*, » afin d'éclairer les esprits et
de fixer l'opinion sur le plus fort point de
controverse médicale.

Cependant la difficulté du sujet, des savans qu'on doit respecter, tout défend d'a-
border un problême dont la solution embrasse
mille intérêts divers. Il est pénible de lutter
contre l'esprit de secte et de doctrine; mais
j'entre dans la carrière avec cette confiance
que, si j'ai le courage de dire la vérité,
l'Académie, comme une seconde Pallas, me
couvrira de son égide.

Mon plan est simple et se divise en deux parties : dans la 1.re, un aperçu idéologique sur
l'origine et le fondement de nos connaissances, me conduit à déterminer ce que l'on
doit entendre par nomenclature et classification (car je considère mon sujet sous ce
double point de vue), et à signaler ensuite
les avantages ou les inconvéniens qui résultent de leur multiplicité. L'application de
ces principes fait le sujet de la 2.me partie,
et je l'étends, conformément au programm-
me, aux travaux des anatomistes, des
physiologistes et des nosographes, afin de
traiter la question dans tous ses détails. Avec
cette méthode et de la clarté, je dois parvenir à la solution du problême.

PREMIÈRE PARTIE.

ART. Ier.

Origine et fondement de nos connaissances.

Sentir est une faculté d'où naissent l'origine et le fondement de nos connaissances. Par-tout où l'homme est en contact avec les corps de la nature, par-tout il éprouve une sensation de plaisir, ou une sensation de souffrance ; et cela suffit pour faire naître en lui des idées, des désirs, des habitudes, et des talens de toute espèce. Certes, voilà une propriété bien importante, puisque par elle l'homme est propre à penser. Aussi, dit Condillac, le premier et le moindre degré de connaissance, c'est d'apercevoir, c'est de sentir.

Tout comme à chaque sensation, la sensibilité est obligée de se développer sous l'agent qui l'éveille, de même aussi à chaque sensation sentie, la sensibilité prend connaissance de l'objet qu'elle perçoit, et là commence la première opération de l'entendement ; c'est là que n'aît la première pensée. Il est donc vrai que quelles que soient nos connaissances , si nous voulons remonter à leur origine , nous arrivons toujours à une première pensée simple qui a été l'objet d'une seconde ; celle-ci d'une troisième, etc. Nous corrigerons-nous donc jamais du penchant qui nous porte à croire que nos connaissances sont nées avec nous , puisque les sensations précèdent les idées , et que nous n'avons d'inné que la faculté de convertir en idées les sensations senties.

Je conviens que de soutenir que nous avons appris à penser , doit sembler un paradoxe étrange pour bien du monde , quand on rappelle que Condillac lui-même était dans ces préjugés , lorsqu'il publia son essai sur l'origine des connaissances humaines, et qu'il avoue qu'il n'avait pu en être retiré par les raisonnemens de Locke sur un aveugle-né, à qui on donnerait le sens de la vue. Je soutins , dit-il , contre ce philosophe, que l'œil juge naturellement des figures , des grandeurs , des situations et des distances.

Je rapporte à la faculté de sentir celle d'idéer et de juger, et je me fonde sur ce qui se passe en moi à la vue du premier objet qui frappe mes sens et fixe mon attention. Lorsque je contemple l'Apollon du Belvédère, et que je le vois insensible aux rayons du jour , ou au bruit qui frappe son oreille , je me d.s : et moi aussi , je ne serais qu'une statue, si je n'avais pas en moi une faculté qui me fait voir la lumière et ouïr les sons. En poursuivant ce raisonnement, je me dis encore : mais la lumière et le son sont deux choses tout-à-fait différentes ; cependant ma sensibilité ne confond point ces deux objets : elle les distingue parfaitement. Il y a plus : elle les distingue encore, quoiqu'il y ait plusieurs couleurs, et que des sons divers se fassent entendre. Il faut donc que cette sensibilité ait le don de juger par elle-même, puisqu'elle saisit si bien les rapports de convenance ou de disconvenance que les objets ont entre eux. Oui, tout me dit que ma sensibilité est *moi ;* elle seule me donne le sentiment de l'existence, et me fait penser.

Elle est belle cette propriété qui m'avertit de la présence des objets qui m'environnent, et m'en donne connaissance ; mais cette faculté me devient inutile si la perception qu'elle me donne, s'évanouit comme l'impression qui l'a fait naître, si elle est fugitive comme un songe. Qu'importe à mon bonheur que je puisse penser et vivre, si je n'ai toujours le souvenir ! En vain ai-je trouvé l'origine de mes connaissances, je n'en ai point le fondement. Aussi immédiatement après la perception, la mémoire, dit Locke, est d'une si grande importance que si elle vient à manquer, toutes nos autres facultés

sont inutiles ; car nos pensées, nos raisonnemens et nos connaissances ne peuvent s'étendre au-delà des objets présens sans le secours
de la mémoire. Mais la perception n'est
qu'une sensation sentie : la mémoire à son
tour n'est qu'une sensation *prolongée*. Ainsi
le sentiment nous donne la pensée, et le
souvenir la reproduit.

Si ce principe est vrai, je puis donc pren-
dre connaissance des objets qui m'environnent ; c'est-à-dire, sentir mes sensations, les
distinguer entre elles, et me les rappeler
sans le secours des signes. Cependant, sans
les signes, dit M. de Tracy, nous ne pouvons
presque pas nous rappeler nos idées, ni les
combiner. Ce savant cite à l'appui de son
opinion, *l'unité* ou la formation des nom-
bres, et il établit que sans le mot *deux*, par
exemple, nous n'aurions jamais l'idée de *un*
plus *un*. Mais les signes ne précèdent point
les idées, et si ma sensibilité oublie d'avoir
senti hier une sensation de chaleur, elle ne
rappellera pas mieux aujourd'hui le signe
qui exprime la sensation elle-même.

Pline rapporte que Cyneas, ambassadeur
de Pyrrhus, sut les noms des sénateurs et
des chevaliers romains, dès le lendemain
de son arrivée. Si ce jour - là deux cents
Plébéiens fussent allé le voir, il eût dit à
son domestique : Vous introduisez des hom-

mes qui n'étaient point hier au sénat. — Ces citoyens portent le même nom. — N'importe, eût ajouté Cyneas, ces noms ne sont point les signes des hommes que j'ai vus.

Il y a vingt ans que voyageant en Italie, je rencontrai dans le Colisée de Rome une femme qui me frappa par l'élégance des formes et la beauté des traits ; si cette personne s'offrait à ma vue pour la seconde fois, je la reconnaîtrais. Cependant j'ai toujours ignoré comment elle s'appelle. Mais ai-je besoin de connaître son nom ? pendant vingt ans je me suis passé de ce signe.

Que les signes me soient nécessaires pour exprimer aux autres mes sensations directes et réfléchies, ou tout ce que je sais, tout ce que j'ai senti ; cela ne peut être autrement. Dans cette communication d'idées, je dois être frappé de l'utilité des signes, quand je vois que le langage qui rend mes idées, est l'analyse même de mes sensations. Alors je réfléchis sur les mots ; je répète ces signes, et je reconnais que tout signe est l'expression du résultat d'un calcul exécuté, ou pour mieux dire, d'une analyse faite. Enfin l'utilité des signes m'éclaire davantage à mesure que mes idées se développent, et que le cercle de mes connaissances s'agrandit devant moi.

C'est bien là, si je ne me trompe, l'ordre naturel de la génération de nos idées ; mais qu'il y a loin, me dis-je, de l'époque où je n'avais que quelques idées simples d'avec celles que je possède aujourd'hui. Ma mémoire, toute fidèle qu'elle est, va succomber sous la multitude des signes. Tout-à-coup par un autre ordre, propre à mon entendement, mes idées qui n'étaient qu'individuelles deviennent aussi générales qu'il est possible, et cet heureux artifice abrége le discours sans me faire rien perdre de mes connaissances. Ces connaissances, dit Condillac, sont une collection d'idées, et cette collection est un systême bien ordonné.

Ainsi l'ordre dans lequel j'acquiers des idées, et les exprime par des signes, est une *nomenclature*, (ονομαζω, *appello*.)

L'ordre dans lequel je rassemble ces idées ou distribue les signes qui les représentent, est une *classification*, (καλεω, *congrego*.)

Cette distinction une fois déterminée, il semble au premier abord que ne devant traiter que des nomenclatures médicales, je donne au mot nomenclature, une acception illimitée. Mais si l'on ne perd point de vue le point d'où je suis parti pour fixer l'origine et le fondement de nos connaissances, on verra bientôt comment en suivant par degré cet esprit d'analyse, on est ramené à restreindre insensiblement cette grande nomenclature, et à la diviser en plusieurs espèces.

Condillac a dit avant nous qu'en observant les objets sensibles, nous nous élevons
naturellement à des objets qui ne tombent
pas sous les sens, parce que d'après les effets
qu'on voit, on juge des causes qu'on ne voit
pas. La preuve en est en médecine dans les
mots vie et sensibilité. Voilà donc *deux ordres
de nomenclature*. Le premier appartient aux
idées sensibles ; le second n'embrasse que
des idées abstraites, ou des idées de choses
qui ne tombent pas sous les sens. La nomenclature *sensible* et la nomenclature *abstraite* (1), qui me paraissent deux divisions
mères ou cardinales, auront ensuite autant
de divisions secondaires que chaque nomenclature exprimera des objets qui différeront
entre eux par leur nature et leur propriété :
nous citerons en exemple l'agriculture, la
médecine et la législation.

Telle est la facilité de notre méthode,
qu'après avoir déterminé ce que l'on doit
entendre par nomenclature et classification,
nous pouvons indiquer maintenant quels
sont les avantages ou les inconvéniens qui
résultent de leur multiplicité.

____

(1) Cette distinction est très-importante pour l'intelligence de ce mémoire ; on la rappellera souvent.
Mon ouvrage n'avait point de notes, quand je l'ai
envoyé ; je dois encore en faire la remarque, parce
que je ne reviendrai plus sur cet objet.

ART. II.

Des avantages et des inconvéniens des nomenclatures en général.

SUIVEZ la chaîne de nos développemens et vous serez conduits à établir en principe que la multiplicité des nomenclatures est un avantage, parce qu'elle est une raison directe de l'accroissement de nos connaissances. Si cette conséquence est vraie pour les nomenclatures générales, elle doit l'être aussi pour les secondaires, ou le principe serait faux ; mais l'exemple est là pour justifier le précepte. Nous avons cité la médecine ; cette science possède effectivement une nomenclature sensible dans sa partie anatomique : elle a en physiologie une nomenclature abstraite, et celle-ci diffère encore de la nomenclature nosologique. Réunissez ces trois nomenclatures, et vous trouverez qu'elles ne sont pas assez étendues pour former la nomenclature générale de la science. La multiplicité, je le répète, est donc un avantage ; elle est une suite nécessaire des progrès de l'esprit humain.

En s'arrêtant à ces considérations, on se demande peut-être avec étonnement, ce que l'on doit entendre par plusieurs nomenclatures anatomiques, plusieurs nomenclatures physiologiques, et plusieurs nomenclatures nosographiques; (nous anticipons sur les mots, et non pas sur les choses.) Cette question n'est point difficile à résoudre : il suffit de pouvoir découvrir quelle est la cause de cette multiplicité pour estimer les inconvéniens qu'elle présente.

Si nous revenons à l'ordre naturel de la génération des idées, nous devons en trouver la cause dans la multiplicité des signes pour exprimer les mêmes objets, et dès-lors la multiplicité est dans les mots et non pas dans les choses. Dire maintenant comment s'opère cette multiplicité, ce serait exiger un détail idéologique qui surpasserait nos forces et nous mènerait trop loin. Il faudrait déterminer, par exemple, pourquoi Pierre sent différemment que Jean (1); indiquer où finit la raison, où commence la folie. Nous n'avons pas assez de lumières pour tracer cette ligne de démarcation.

---

(1) M. Prévost de Genève a consigné dans les archives littéraires de cette année, n.º 38, l'exposé succinct d'une recherche expérimentale, relative à cette question : Tous les hommes ont-ils les mêmes sensations par les mêmes objets ? Les connaissances que cet auteur développe dans son mémoire, font désirer qu'il donne suite à son travail.

Nous envisagerons la question d'une manière plus générale, et nous l'éclaircirons par l'exemple suivant, en commençant d'abord par la nomenclature sensible.

Deux naturalistes, éloignés l'un de l'autre, décrivent les mêmes objets. Le premier emploie des signes arbitraires ; le second se sert de signes figurés. Il y a bien ici plus de mots que de choses ; mais la multiplicité 'est sans inconvénient. La science y gagne et se perfectionne. On s'attachera à la nomenclature descriptive, parce qu'elle est plus facile à retenir. Mais si un individu, soit pour se distinguer ou donner du nouveau, change tout-à-coup une nomenclature reçue, alors l'inconvénient paraît d'abord très-grave, sur-tout pour ceux qui voient dans la multiplicité des termes autant d'objets différens. L'homme au contraire qui ne se laisse pas étourdir par l'étalage des mots, et qui se demande : Y a-t-il dans cette multiplicité autant d'idées que de signes, ou non ? celui-là, dis-je, sait bientôt à quoi s'en tenir ; il n'a besoin que d'un jugement ordinaire. Il est question d'anatomie ; j'ouvre un cadavre et je m'assure si tel corps est un nerf, si tel autre est un muscle, si celui-là est la plèvre, et celui-ci l'estomac. Voilà l'avantage des nomenclatures sensibles ; leur multiplicité n'entraîne après elle aucun inconvénient.

Il n'en est pas ainsi des nomenclatures abstraites, parce qu'elles n'ont pas de signes figurés. Ce ne sont plus des idées sensibles ou des idées de choses qui tombent sous les sens. On ne voit les objets que des yeux de l'esprit, et trop souvent le génie les suppose, et l'imagination les crée. Dans cet état, comment reconnaître le double emploi des signes, puisqu'il est si facile de les multiplier? Cette question paraît décourageante; mais la raison vient au secours des sens. Condillac a tracé quelques préceptes; je vais les rappeler.

Le mouvement d'un corps est un effet; il a donc une cause. Il est hors de doute que cette cause existe, quoique aucun de mes sens ne me la fasse apercevoir, et je la nommé *force*. Ce mot ne me la fait pas mieux connaître. Je ne sais que ce que je savais auparavant; c'est que ce mouvement a une cause que je ne connais pas. Mais j'en puis parler. Je la juge plus grande ou plus faible, suivant que le mouvement est plus grand ou plus faible lui-même, et je la mesure en quelque sorte en mesurant le mouvement. Mais, ajoute Condillac, parce que nous donnons des noms à des choses dont nous avons une idée, on suppose que nous avons une idée de toutes celles auxquelles nous donnons des noms. Voilà une erreur dont il faut se garantir ; car s'il importe de faire des distinctions, il importe encore plus de n'en pas trop faire. Il y a un terme après lequel il faut s'arrêter.

Fort des préceptes et de l'autorité de Condillac, nous distinguerons *deux sortes de nomenclatures abstraites* : l'une d'induction, et l'autre abstruse ou métaphysique. La première sera l'apanage des sages ; la seconde sera abandonnée aux fous. Avec cette distinction, il sera facile d'apprécier les avantages ou les inconvéniens de ces deux sortes de nomenclatures.

Nous avons établi que la multiplicité des nomenclatures était la suite nécessaire du progrès des lumières. On a vu que les nomenclatures abstraites partageaient cet avantage avec les nomenclatures sensibles. Néanmoins la différence est telle que l'avantage est tout pour les unes, et se réduit presque à rien pour les autres, même pour les nomenclatures d'induction.

Le mouvement, l'attraction et la vie expriment bien des idées différentes dans mon esprit, cependant je ne puis pas dire si cette multiplicité est un avantage relativement à la science, parce que si je pouvais en appeler aux sens, peut-être verrais-je que cette force qui lie les molécules de mon corps et les anime, est la même que celle qui retient l'océan enchaîné

sur ces rives, ou qui oblige la terre de tourner
sous mes pieds. Mais je comprends que l'inconvénient existe relativement à moi, lorsqu'un auteur s'élevant, même par une induction raisonnable, à la connaissance d'une
cause abstraite, il lui donne mille noms
divers. Mille signes d'abord n'expriment
qu'une idée ; et il vient un temps où l'influence de l'habitude et du préjugé nous porte
à croire insensiblement que cette nomenclature exprime autant d'idées que de signes (1). L'inconvénient devient plus grave,
lorsqu'un nouveau nomenclateur, s'élevant
dans les régions d'une métaphysique obscure
et ténébreuse, prétend que la cause dont je
savais le nom, est l'effet d'une autre cause ;
celle-ci d'une seconde : ainsi de suite jusqu'à
l'infini. Si je prends cette obscurité pour de
la profondeur, cet homme me jette dans des
nomenclatures abstruses et métaphysiques,

---

(1) Malheur à la raison, dit M. Maine-Biran,
quand le langage a consacré des expressions insigni-
fiantes, des jugemens faux ou bizarres ! Leur répéti-
tion continuelle les transforme en *habitudes* de l'oreille
ou de la voix, et dès-lors les termes acquièrent un
titre de créance qui éloignant d'eux toute suspicion,
les fait passer aveuglément, et sans le moindre
examen. *Influence de l'habitude* sur la faculté de
penser, ouvrage qui a remporté le prix à l'Institut
national.

dont il peut, au gré de son imagination égarée, centupler la multiplicité.

ART. III.

Des avantages et inconvéniens des classifications en général.

J'ai donné le nom de classification à l'ordre dans lequel nous distribuons les idées que nous avons acquises, ou les signes qui les représentent. Cet ordre se compose d'idées sensibles ou d'idées abstraites. Il existe donc nécessairement *deux sortes de classifications* mères ou cardinales, et par suite, il existe autant de classifications secondaires (ou plus petites) que l'on a de sciences particulières à classer. En nous attachant à ces divisions, nous pouvons espérer de déterminer quels sont les avantages ou les inconvéniens de leur multiplicité.

Nous avons vu que l'esprit humain ne se porte à généraliser ses idées ou à établir des classifications qu'au moment où la mémoire succombe, pour ainsi dire, sous la multitude des signes ; cela suppose que les nomenclatures sont à-peu-près complètes et déterminées. Il faut donc s'attacher encore à ce second principe, pour juger que telle classification est avantageuse et que telle autre a des inconvéniens.

Nous distinguons trois époques dans une science : un état d'enfance, un état d'accroissement et un état de perfectionnement réel ou défini. Cela posé, vous étudiez plusieurs sciences à la fois, mais elles sont toutes dans un état d'enfance; vous possédez bien plusieurs nomenclatures , mais vous n'avez aucune classification. Des années s'écoulent, on fait des découvertes, ces sciences sont parvenues à un état de perfectionnement marqué ; vous formez alors autant de classifications que vous avez de nomenclatures, et vous voyez que la multiplicité des unes et des autres croît véritablement dans une proportion parallèle. Mais parmi ces nomenclatures (que nous désignerons ici par les caractères A, B, C.), la première seulement paraît complète et déterminée; elle contient deux mille faits. La seconde n'en a que soixante et la troisième vingt. Trois hommes s'emparent de ces nomenclatures et veulent établir trois classifications. On prévoit que celui qui choisira la nomenclature A, fera seul une classification juste et invariable. A peine son ouvrage est-il publié que les autres semblent renoncer à leur entreprise. Mais l'un d'eux plus ingénieux combine la nomenclature A avec la nomenclature B, et parvient à donner une classification mixte, qui contient soixante faits de plus. Le troisième imite cet exemple; il emploie le même artifice, et il arrive que sa classification est justement la plus étendue des trois. De cette manière les mauvaises classifications se multiplient, et cette multiplicité a un inconvénient grave, parce que la vérité se trouvant confondue avec l'ignorance et l'erreur, on s'attache à une méthode qui vous égare. Or, l'homme qui étudie avec une de ces classifications, dit M. Degérando, est un voyageur qui se dirige avec une fausse carte de route. Non-seulement une telle méthode est un obstacle à de nouvelles découvertes, mais elle fait perdre le fruit de celles qui existent.

L'inconvénient de la multiplicité des classifications est doublement grave, si les nomenclatures des idées sensibles sont fondues avec les nomenclatures des idées abstraites. C'est pour n'avoir pas admis cette dictinction que le savant que je viens de citer, après avoir mis en principe que les faits dont une science se compose, n'ont quelquefois entr'eux que des rapports éloignés, et ne présentent point de liaisons constantes et générales, en a conclu que l'anatomie réunit à la fois ces deux espèces d'inconvéniens, parce qu'il comprend, sous le seul nom d'anatomie, toutes les connaissances qu'on désignait autrefois sous le double titre d'anatomie et de physiologie. Cette distinction deviendra plus frappante dans nos développemens ultérieurs.

L'inconvénient de la multiplicité des classifications est décidément plus grave , quand la multiplicité porte exclusivement sur des classifications abstruses ou métaphysiques. Ces classifications sont les plus vicieuses de toutes ; elles sont aussi les plus faciles à reconnaître. Leurs nomenclatures sont toujours vagues et indéterminées ; elles ne roulent que sur des abstractions. To théïon, entéléchie, monade , grande - archée, ame prévoyante, principe de vie, etc., mots pompeux, mais tous vides de sens. En vain vous imprimez à votre systéme le cachet de la célébrité, vous passez et le temps entraîne dans la tombe la nomenclature et la classification.

Que faut-il fairé maintenant pour porter un esprit de méthode dans les classifications sensibles et dans les classifications abstraites ? Il faut attendre que les nomenclatures B , C , que j'ai citées , soient aussi complètes que la nomenclature A ; il faut faire marcher sur deux lignes parallèles chaque nomenclature avec sa classification ; et si votre méthode est la plus complète et la mieux ordonnée de toutes , défendez-la.

Cependant, dit M. Degérando, lorsqu'une classification qui était bonne à une certaine époque, parce qu'elle s'accommodait avec l'état de la science , devient mauvaise par la suite parce qu'elle contredit les observations récentes , les philosophes doivent s'élever ensemble pour la proscrire.

Nous répondrons que c'est la crainte de cette proscription qui rend justement les hommes si attachés à leurs méthodes , puisqu'on leur déclare , en d'autres termes , que ceux qui élèvent autant de classifications qu'il existe de nomenclatures, font un travail inutile et superflu. Or nous avons prouvé que la nomenclature C , est aussi nécessaire que la nomenclature B , et celle-ci que la no-menclature A. C'est en combinant ensuite ces nomenclatures deux à deux , trois à trois, que l'on aura des classifications binaires, ter-naires, qui , rédigées sur le même modèle et dans le même esprit , se réduiront un jour à une méthode unique et générale.

Buffon lui-même, j'ose le dire , après avoir jeté l'arme de l'ironie sur la liberté que les botanistes se sont donnée de choisir arbitrai-rement une *seule* partie dans les plantes, pour en faire le caractère spécifique d'une mé-thode *dont il ne peut*, dit-il , *résulter au-cune connaissance réelle*; ce naturaliste néan-moins a été contraint d'avouer qu'il pourrait être bon qu'on sût *toutes* les espèces de plantes dont les feuilles se ressemblent , toutes celles dont les fleurs sont semblables , toutes celles qui nourrissent de certaines espèces d'insectes , toutes celles qui ont un certain nombre d'étamines, toutes celles qui ont de certaines glandes excrétoires; et de même dans les animaux, *tous* ceux qui ont un certain nombre de mamelles, tous ceux qui ont un certain nombre de doigts. L'avantage qu'on en pourrait tirer, ajoute Buffon, c'est qu'en comparant tous ces résultats, on se retrouverait enfin à la vraie méthode, c'est-à-dire, à cette méthode unique et générale que je viens de citer. Conséquemment le caractère des classifications existantes peut être véritablement considéré comme le signe qui sert à indiquer le degré de perfection auquel une science a été portée. On ne peut rien ajouter à cette pensée de M. Degérando.

Mais les mots seront bien composés, faudra-t-il qu'ils deviennent de véritables formules? Heureux inconvénient, puisqu'il n'existe encore dans aucune science, et sur lequel d'ailleurs nous devons être rassurés; car à mesure, dit Condorcet, que l'esprit s'élève à des combinaisons plus compliquées, des *formules* plus simples les lui rendent bientôt faciles.

En indiquant le plan d'après lequel on doit rédiger les classifications, nous sommes conduits à cette conséquence que les progrès de l'esprit humain nous amène de jour en jour à diminuer la multiplicité des méthodes en réduisant réciproquement celles des nomenclatures. Cependant, nous dira-t-on, vous avez reconnu que la multiplicité des nomenclatures et des classifications croissait en raison directe du progrès des lumières. Mais ce précepte n'implique point contradiction. Dans le premier cas, nous partions du premier anneau de la chaîne, et nous touchons ici à l'autre extrémité. Certes, s'il vient un temps où les classifications sont aussi nombreuses que les nomenclatures, ce serait un grand inconvénient pour nous de ne pouvoir pas généraliser nos méthodes, ou faire en quelque sorte des *plusque classifications*, (qu'on me permette ce terme.) Heureusement, dit Condorcet, quand les méthodes qui conduisent à des combinaisons nouvelles sont épuisées, bientôt des méthodes plus générales, des moyens plus simples viennent ouvrir un nouveau champ au génie.

ART. IV.

De la distinction des méthodes.

COMPTANT d'avoir établi, d'après l'ordre et la génération de nos idées, la division réelle des classifications, j'allais passer à la seconde partie quand il m'est revenu que

les naturalistes , à l'exception de Buffon ,
ont divisé les classifications ou les méthodes
(car ce mot est synonyme d'arrangement)
en naturelles et en artificielles. Cette distinction étant, comme on le voit, tout-à-fait
différente de celle que j'ai admise , je vais
discuter ici le fondement réel de cette distinction , pour ne pas couper le fil de mes
idées , et me répéter sur-tout lorsque j'exa-
minerai en particulier les avantages ou les
inconvéniens des méthodes nosologiques.

La méthode naturelle , *methodus natu-
ralis*, est appelée ainsi , dit Bulliard, parce
qu'elle paraît suivre la même marche que
la nature , en rapprochant les plantes qui
ont de très - grands rapports fondés sur la
considération de l'ensemble , et une espèce
d'analogie dans le détail des différentes
parties qui les composent. La méthode artificielle, *methodus artificialis vel systema* ,
au lieu de rapprocher les plantes qui ont
les plus grands rapports par leur ensemble ,
n'emploie pour cela que quelques caractères
particuliers , comme la fleur ou le fruit , les
étamines , les feuilles, etc. M. Decandolle,
ajoute , dans la Flore qu'il a publiée avec
M. de Lamarck , que la méthode naturelle
est une véritable science, et que la seconde
est un art d'empirique.

Maintenant que l'esprit est fixé sur cette

division, l'analyse va nous montrer combien cette division est vaine et hypothétique, comment elle porte sa réfutation avec elle. Établissons les faits.

Les classifications des plantes, fondées sur le fruit, sur les fleurs et sur les étamines, ne sont, dites-vous, que des méthodes artificielles, parce que les plantes y sont rapprochées d'après un caractère particulier, ou une *seule* de leurs parties. Le botaniste qui réunira la méthode de Cœsalpin avec celle de Tournefort, fera bien, d'après vous, une méthode naturelle ; mais la réunion de ces deux nomenclatures ne changeant point l'esprit de la classification, je conclus que cette méthode est artificielle. Celui qui réunira les méthodes de Cœsalpin, de Tournefort et de Linné, fera bien, d'après vous, une méthode plus naturelle ; mais la réunion de vos trois nomenclatures ne changeant point l'esprit de votre classification, je conclus encore qu'elle est artificielle.

Vous objectez que cette méthode est naturelle, parce qu'elle est fondée sur la considération de l'*ensemble*, sur un plus grand nombre de caractères extérieurs. Mais dans cinq ans, il paraîtra une méthode sur les feuilles, une méthode sur les racines ; et le botaniste qui réunira ces nouvelles méthodes avec les autres, dira qu'il a créé une méthode naturelle, et que la vôtre ne méritait pas ce nom. Enfin un temps viendra où la connaissance intérieure des végétaux formera aussi une nomenclature nouvelle et très-étendue; et celui-là pourra se vanter de classer les plantes d'après une méthode naturelle qui les rapprochera d'après l'ensemble de leurs caractères extérieurs, et d'après celui de leur connaissance intérieure. Cette méthode ne laissera rien à désirer ; mais la vôtre offre une grande lacune (1).

---

(1) Depuis que ceci est écrit , il a paru , dans le moniteur du 5 janvier de cette année , au sujet de l'éloge de M. Adanson , par M. Cuvier , un passage qui confirme ma pensée.

Linnæus et Buffon , dit M. Cuvier , exclusivement livrés à leurs idées particulières, avaient trop négligé un point de vue essentiel; l'étude de ces rapports multipliés des êtres , d'où résulte leur division en familles, fondées sur leur *propre nature* ; et c'était précisément là ce qui avait fait le principal sujet des méditations de M. Adanson dans sa solitude.

Essayons de tracer une esquisse rapide , et de ce point de vue en lui-même , et de la manière particulière dont M. Adanson l'envisagea.

« Un être organisé est un tout unique , un ensemble de parties qui réagissent les unes sur les autres, pour produire un effet commun. Nulle de ces parties ne peut donc être modifiée essentiellement sans que toutes les autres ne s'en ressentent. Il n'y a donc qu'un certain nombre de combinaisons possibles parmi les

Convenez donc que cette division, en méthode naturelle et en méthode artificielle, est
une division fausse, telle que vous l'entendez.
Car, à partir de Cœsalpin, tout se réduit à
dire, vous le voyez, méthode artificielle,
méthode moins artificielle, ou ce qui est plus
exact selon moi, méthode naturelle, méthode
plus naturelle, méthode la plus naturelle, etc.

Les idéologistes distinguent bien des classifications naturelles et des classifications ar-

---

grandes modifications des organes principaux, et sous
chacune de ces combinaisons supérieures, il n'y a
encore qu'un certain nombre de combinaisons subor-
données, de modifications moins importantes qui
puissent avoir lieu.

Par conséquent, si l'on avait une connaissance
exacte de toutes les combinaisons des différens ordres,
et que chacune fût rangée à la place déterminée par
les organes qui la constituent, l'on aurait aussi une
représentation véritable de tout le système des êtres
organisés; tous leurs rapports, toutes leurs propriétés
se laisseraient réduire à des propositions générales;
la nature intime de chacun d'eux se laisserait clairement démontrer; en un mot, l'histoire naturelle serait une science exacte. Voilà ce qu'on
entend par la *méthode naturelle*, principale clef des
mystères de l'organisation, seul fil propre à guider
dans cet inextricable labyrinthe des formes de la vie:
ce n'est que par *elle* que le naturaliste pourra s'élever
un jour à cette hauteur d'où la nature entière lui
apparaîtra dans son *ensemble* et dans *ses détails*,
comme un seul et vaste tableau. »

tificielles; mais leur division diffère de celle
des naturalistes, et ils attachent des idées
précises· aux mots qui expriment cette distinction. La voici tracée par les mains d'un
grand maître.

Il y a un rapport sous lequel toutes les
classifications sont artificielles, comme il y
en a un aussi sous lequel toutes sont naturelles. Dans les diverses productions de la
nature, il n'y a jamais et il ne peut y avoir
que des individus. Les notions de classes, de
genres et d'espèces sont des ouvrages de notre
esprit , et n'existent que dans notre esprit.
Voilà le rapport sous lequel toute classification est artificielle. Cependant nous ne
pouvons distribuer les objets en classes, en
genres , en espèces , qu'autant que dans les
impressions qu'ils nous transmettent , il y a
certains ˙caractères communs , et certains
caractères distinctifs ; mais· le caractère des
impressions que ces objets produisent sur
nous , n'est point à notre disposition et ne
résulte pas d'un acte de notre volonté; il
a son fondement dans les lois de la nature.
Voilà le rapport sous lequel toutes les classifications sont naturelles.

Pour faire sentir, ajoute M. Degérando ,
la différence qui existe entre ces deux sortes
de classifications , je prendrai l'exemple
d'une bibliothèque qu'on veut mettre en

ordre. Si cette bibliothèque est classée par un homme intelligent, il examinera le sujet de chaque livre, et commencera par séparer en deux grandes classes ceux qui appartiennent aux sciences et aux beaux-arts. Dans chacune de ces deux classes, il distinguera ensuite les ouvrages qui appartiennent ou à chaque science, ou aux différens arts libéraux ; enfin il réunira les uns près des autres ceux qui ont été composés sur des questions semblables. Voilà l'image d'une classification naturelle. Mais un bibliothécaire qui ne voudrait pas se donner la peine d'établir ces diverses comparaisons, se bornerait peut-être à ranger les livres suivant l'ordre alphabétique que présentent ou leurs titres ou les noms de leurs auteurs. Voilà l'image d'une classification artificielle.

D'après ces principes extrêmement lumineux, la division des méthodes établies par M. Degérando, n'étant pas la même que celle des naturalistes, j'en conclus de nouveau que les méthodes de Cœsalpin, de Tournefort, de Linné, sont des méthodes très-naturelles, parce que leurs caractères, quoique isolés, ont leur fondement dans les lois de la nature. L'homme au contraire qui classera les plantes par ordre alphabétique, ne suivra qu'une classification artificielle, parce que cette méthode est à la disposition

de

de son esprit, et qu'elle n'existe que dans son esprit.

ART. V.

Des avantages et des inconvéniens de la méthode artificielle.

Si la méthode artificielle est d'après nous une méthode à part, il est bon de rechercher quels sont les avantages ou les inconvéniens qu'elle entraîne après elle.

Nous avons dit qu'en réunissant les classifications deux à deux, trois à trois, leurs nomenclatures devenaient bifides, trifides; comme les classifications deviennent binaires, ternaires, etc. La réunion d'une méthode artificielle avec une méthode naturelle, ne donne jamais un pareil résultat. On ne peut pas même combiner deux à deux, trois à trois, les classifications artificielles. C'est dans ce caractère frappant de dissimilitude que la méthode artificielle est· du plus grand avantage, puisqu'elle ne *change* point la nomenclature de la méthode naturelle; elle ne peut ni l'étendre ni la multiplier. Rendons ce caractère plus sensible par un exemple.

Lorsque j'analyse le discours préliminaire de l'encyclopédie, le plan de cet ouvrage immense présente à mon esprit deux classifications: l'une naturelle, et l'autre artificielle.

C

Je trouve le caractère d'une méthode naturelle dans le systême figuré des connaissances humaines. Dans cet arbre encyclopédique, l'entendement est la classe; la mémoire, la raison et l'imagination constituent les ordres ; l'histoire, la philosophie et la poésie sont les genres; les faits ou les détails forment les espèces. Cette méthode, comme on le voit, rassemble dans le plus petit espace possible l'ordre encyclopédique de nos connaissances. Elle place , dit d'Alembert , le philosophe au-dessus de ce vaste labyrinthe dans un point de vue fort élevé, d'où il puisse apercevoir à la fois les sciences et les arts principaux ; voir d'un coup d'œil les objets de ses spéculations et les opérations qu'il peut faire sur ces objets ; distinguer les branches générales des connaissances humaines , les points qui les séparent ou qui les unissent , et entrevoir même quelquefois les routes secrètes qui les rapprochent.

Mais celui qui s'en tiendrait à cette méthode pour toute connaissance , n'en saurait guère plus que celui qui, pour avoir acquis par les mappemondes une idée générale du globe et de ses parties principales, se flatterait de connaître les différens peuples qui l'habitent , et les états particuliers qui le composent. Il fallait donc au voyageur nécessairement un guide pour parcourir chaque pays, pour lui indiquer le chemin souvent coupé par mille obstacles, et dont lui seul connaît les détours. Ce guide est l'ordre alphabétique, ou la méthode artificielle, et l'on peut avec elle faire le tour du monde littéraire sans craindre de s'égarer.

Tout homme qui saisira l'esprit philosophique qui a dirigé les auteurs de l'encyclopédie, en conclura nécessairement que celui-là s'est trompé qui publiait en 1781, que dans toutes les éditions de l'encyclopédie, les matières qui la composent sont accumulées et confondues, et n'ont *d'autre ordre que celui de l'alphabet*. Les objets, ajoute cet écrivain, les plus disparates se touchent, se heurtent et se succèdent brusquement. Les parties de cet ensemble sont brisées et rejetées à des distances éloignées. La chaîne en est par-tout interrompue ; enfin il naît de ce mélange un désordre dans les choses et dans les idées qui égare le lecteur, et qui ne lui laisse aucun fil pour se guider dans ce vaste labyrinthe. En conséquence dans l'entreprise qu'on annonce, on propose de diviser ce dictionnaire universel en autant de dictionnaires encyclopédiques, qu'il renferme des parties principales. Chacun de ces dictionnaires sera précédé de discours préliminaires, lesquels seront suivis de tableaux d'analyse qui indiqueront l'ordre encyclopédique de tous les mots de chaque dictionnaire. Enfin un vocabulaire universel, servant de table pour tout l'ouvrage, un volume *in*-4.º, comprendra *de rechef* tous les mots contenus dans chacun des dictionnaires particuliers avec le numéro de la page, l'indication de la colonne, et le numéro du tome de l'ouvrage. De sorte que le lecteur qui aura un mot à chercher dans cette encyclopédie méthodique, et qui ne saura pas (chose tout-à-fait impossible) que ce mot est du dictionnaire, soit de physique, soit des mathématiques ou de tout autre, en *recourant à ce vocabulaire*, trouvera dans l'instant l'indication du tome, de la page et de la colonne où le mot se trouve.

Je le demande aux bons esprits, n'est-ce pas reproduire sous une autre forme, le plan tracé par Diderot et d'Alembert. Ces hommes célèbres avaient dit au public : « Chacun de » nos collégues a fait un dictionnaire de la » partie dont il est chargé, et nous avons » réuni tous ces dictionnaires ensemble. » Que le public compare maintenant ce dictionnaire à l'autre, et qu'il déclare quel est celui qu'il trouve plus commode et moins volumineux. Direz-vous que dans l'encyclopédie par ordre de matières, les articles qui concerneront l'anatomie comparée, celle des plantes, la structure des végétaux et la chimie animale, seront absolument nouveaux.

Mais lorsque tous vos dictionnaires seront terminés, vous ne serez plus bientôt au courant des nouvelles découvertes, et si au lieu de vous borner à faire des supplémens, vous rééditez encore votre encyclopédie, le public deviendra sage à ses dépens, et vous ne trouverez plus un nouveau Panckoucke.

Si nous avons prouvé que le plan de l'encyclopédie exécuté par Diderot et d'Alembert, l'emporte éminemment sur le plan de l'encyclopédie par ordre de matières, cette discussion confirme, à n'en pas douter, que la méthode artificielle est un avantage pour les sciences, et qu'elle est le plus fort levier du génie.

Examinons si cette méthode entraîne après elle quelques inconvéniens ; car M. Malte-brun accuse les dictionnaires de rompre la liaison des propositions, et il n'en veut d'aucune espèce (1).

En revenant encore sur le principe que nous avons établi que la multiplicité des classifications croît en raison directe de celle des nomenclatures, il est évident qu'il n'y a que la multiplicité des signes qui, en étendant la nomenclature, puisse étendre à son tour la classification. Sous ce rapport, la méthode artificielle est exposée à des inconvéniens. Deux naturalistes dé-

______

(1) Journal de l'empire, 15 juin 1806.

couvrent une plante ; ils lui donnent deux noms qui ont pour lettre initiale B. P.; un troisième naturaliste compose un dictionnaire alphabétique, et range ces deux plantes dans deux classes à part. Cet abus de mots est un inconvénient, sans doute , mais qui au fond est peu grave et léger. Il suffit de rapprocher les plantes pour reconnaître leur identité. l'inconvénient est plus grave si l'abus porte sur des mots abstraits et sur-tout sur des facultés occultes , parce que je suis assuré*, dit Locke, que par le constant et ordinaire usage qu'on en fait en ce sens , ils entraînent les hommes dans des notions fort éloignées de la vérité des choses. Dans ce cas, la méthode artificielle est exposée aux divers inconvéniens que présentent les classifications abstraites et métaphysiques. (Articles ii et iii.)

A R T. V I.

Nécessité d'une langue nouvelle.

MAIS supposons que les hommes secouent un jour le joug de l'habitude et du préjugé. qu'ils parviennent à acquérir des idées claires et bien déterminées; cet avantage n'empêchera point encore la méthode alphabétique de se multiplier en raison directe de la multiplicité des signes artificiels , au moyen desquels on voudra la rendre, selon l'expression ingénieuse de M. de Tracy, *durable* et *transportable*. Cette méthode sera bien toujours un dépôt durable de nos connaissances; mais elle ne sera transportable que pour celui qui aura la clef de la langue dans laquelle elle sera écrite. Cette langue est grecque ou latine, et je veux consulter, par exemple, ce que les anciens ont dit du renard : cet animal, qui dans l'encyclopédie française a pour lettre initiale R, commence justement par la lettre A dans Aristote, et ne se trouve qu'à la lettre V dans l'ouvrage de Pline.

N'y aurait-il pas un moyen de réduire cette multiplicité de signes artificiels au juste équivalent des signes des idées ; de rendre ces signes uniformes pour tous les hommes et dans tous les pays ; d'avoir enfin une langue universelle.

Pour moi, je pense que les savans pourraient convenir entre eux d'un nombre déterminé de signes univoques. Ainsi les hommes, dit Condorcet, qui connaîtraient ces signes, la méthode de les combiner, et les lois de leur formation, entendraient ce qui est écrit dans cette langue, et l'exprimeraient avec une égale facilité dans la langue commune de leur pays (1).

----

(1) J'ai assisté plusieurs fois aux exercices publics des sourds et muets de Paris, et j'ai observé que

M. de Tracy regarde la formation de cette langue comme une chose imaginaire ou impossible à créer. Cependant ce philosophe avoue que les écritures de quelques peuples de l'Asie sont de vrais hiéroglyphes, c'est-à-dire, des caractères qui peignent directement les idées, et dont l'ensemble forme une langue. Les Chinois ont donc l'avantage de posséder autant de signes que d'idées, et ils doivent avoir conséquemment autant de sons articulés que de signes. Cette langue est composée de signes dérivant des signes naturels du langage d'action d'une part, et de l'autre, d'une langue d'attouchement et de sons. Cette langue suivant lentement la progression des lumières, ne fera pas faire aux sciences de rapides progrès ; mais si après plusieurs siècles, les Chinois un jour peuvent (sans y faire entrer même, si l'on veut, des mots tirés d'aucune langue étrangère) choisir avec intelligence ou trouver un certain nombre de monosyllabes pour en faire les radicaux des différentes familles des mots, adaptées convenablement à autant de classes d'idées, nul doute que cette découverte, à mon avis, ne donne au monde l'archétype d'une langue universelle.

M. Massieu finissait toujours par montrer sa jambe, lorsqu'un Anglais ou un Français lui demandait : Qu'est-ce que l'Italie ?

Une telle langue , dirons-nous avec Condorcet , n'aura pas l'inconvénient d'un idiome scientifique , différent du langage commun , qui partage nécessairement les sociétés en deux classes inégales entre elles ; l'une composée des hommes qui connaissant ce langage, ont la clef de toutes les sciences ; l'autre de ceux qui n'ayant pu l'apprendre , se trouvent dans l'impossibilité presque absolue d'acquérir des lumières. Ici au contraire la langue sera universelle et *usuelle* ; elle s'y apprendra avec la science même. On connaîtra le signe en même temps que l'objet , l'idée , l'opération qu'il désigne. On pourra s'exercer enfin à l'articuler comme on articule les signes de nos langues vivantes.

Mais , objecte encore M. de Tracy , l'incertitude de la valeur des signes de nos idées est moins inhérente à la nature des signes qu'à celle de nos facultés intellectuelles. Il est impossible que le même signe ait exactement la même valeur pour tous ceux qui l'emploient , et même pour chacun d'eux dans les différens momens où il l'emploie. Cette triste vérité , est ce qui constitue essentiellement le vice radical de l'esprit de l'homme; ce qui le condamne enfin à ne jamais arriver complétement à l'exactitude.

Complétement , cela est impossible , et Condorcet n'a point porté ses espérances jusques-là ; mais chez un peuple doué d'une intelligence commune , l'effet toujours croissant des progrès des lumières , tendant sans cesse à dissiper les ténèbres de l'erreur , à agrandir le domaine de la pensée, la raison ne craindra plus qu'on traîne dans les fers un nouveau Gallilée, ni qu'un Servet monte sur l'échafaud !

Après avoir fait connaître , d'après l'ordre et la génération de nos idées, ce que l'on doit entendre par ces mots abstraits: *nomenclature et classification,* nous avons indiqué successivement quels sont les avantages et les inconvéniens qui résultent de leur multiplicité. J'ai renversé la distinction des méthodes établie par les naturalistes ; et j'ai été conduit à fixer la valeur d'une *méthode artificielle* qui est , pour l'enchaînement des connaissances humaines , de la plus grande utilité.

Dans tout le cours de cette discussion, nous avons eu soin de présenter des exemples pour diminuer l'aridité des préceptes et pour soulager l'esprit. Si nos principes sont forts d'analyse et frappent par leur clarté, nous pouvons passer à la seconde partie : heureux si nos développemens justifient dans l'opinion de nos juges le point de vue aussi vaste que philosophique , sous lequel nous avons envisagé la question.

SECONDE PARTIE.

CHAPITRE Ier.

*Quels sont les avantages ou les inconvéniens
de la multiplicité des nomenclatures relativement aux travaux des anatomistes ?*

CELUI-LA dut être bien pénétré de cette
pensée sublime : CONNAIS-TOI TOI-MÊME,
qui osa le premier ouvrir un cadavre pour
étudier les ressorts cachés de l'organisation.
On accuse Hérophile d'avoir disséqué des
vivans ; mais serait-il plus coupable que ce
peintre célèbre qui mit sur un gibet un
homme plein de vie, pour peindre les tourmens
de *l'homme crucifié*. L'anatomie frayait tran-
quillement la route de la science de l'homme :
tout-à-coup le préjugé s'alarme, le fanatisme
se soulève ; les prêtres s'emparent du scalpel (1). La philosophie lutte pendant des

____

(1) Sous François I.er l'anatomie était un sacrilége
en France ; et en Espagne , dit un professeur de
Paris , Charles V consulta les théologiens dé Sala-
manque pour savoir si , en conscience , on pouvait
disséquer un cadavre humain à dessein d'en connaître
la structure. *Revue philosophique* , décembre 1806 ,
n.° 34.

siècles , son succès semble désespéré ; à la fin elle triomphe , et montre à l'univers l'instrument qui doit multiplier ses conquêtes , et affermir son empire. A ce signal, les anatomistes se rassemblent autour d'elle , les amphithéâtres s'ouvrent, et du sein de ces asiles naissent les Vesale et les Albinus, les Harvée et les Haller, les Morgagni ; les Winslow , les Vicq-d'Azir et les Bichat; et cette foule de médecins courageux et célèbres qui ont porté l'anatomie au plus haut degré de perfection.

Cet aperçu pouvant être regardé comme l'abrégé historique des révolutions que cette science a subies, je vais passer à sa définition.

J'entends par anatomie l'art de disséquer le corps humain , afin d'en connaître la structure et les parties, ou tout le contenu. Et comme cette division s'opère sur un corps privé de vie, l'anatomie ne se compose que d'idées des choses qui tombent sous les sens. L'ensemble de ces idées ne forme donc *jamais* qu'une nomenclature sensible , et qu'une classification sensible. (On se souvient des idées précises que nous attachons à ces dénominations, art. I et II, I.re part.) Si l'anatomiste dirige son scalpel sur les plantes ou sur les animaux, la science prend le nom d'anatomie comparée et d'anatomie végétale; mais nous ne traitons ici que de l'anatomie humaine, et nous dirons simplem ent, anatomie.

A R T. Ier.

Exposition de la multiplicité des nomen-
clatures anatomiques.

Si l'anatomie ne présente que des idées
sensibles, il était indifférent dans le principe
que les mots qui expriment ces idées fussent
arbitraires; car, disait Gallien, il importe
fort peu de disputer sur les mots, quand on
est d'accord sur les choses. Mais lorsque ces
mots furent très-nombreux, il arriva qu'on
oubliait la chose dès que celle-ci ne tombait
plus sous les sens. Cette remarque dut frapper
davantage, quand on vit qu'on retenait les
mots qui étaient les signes représentatifs de
la chose, c'est-à-dire, des signes figurés.

Cette découverte a été par la suite un trait
de lumière pour les anatomistes qui ont
conçu de nos jours le projet de n'avoir plus
qu'une nomenclature uniforme. Ils ont senti
la justesse de cette pensée de Condillac, que
les mots sont susceptibles d'analyse, comme
les idées, et que l'on peut perfectionner
une science en perfectionnant son langage.
En partant de ces développemens, la réforme
de la langue anatomique paraît d'une exé-
cution facile; cependant ceux qui ont tenté

cette réforme ont proposé tant de moyens divers, que la nomenclature est devenue plus difficile à apprendre que la science même. Pour prouver cette assertion, nous choisirons l'exemple de la myologie, parce que sa nomenclature étant la plus arbitraire de toutes; c'est aussi par sa réforme, dit M. Cabanis, qu'on a cru devoir commencer celle de la langue anatomique.

M. Chaussier, dans un ouvrage publié en 1789, a fait sentir, le premier, combien les différentes dénominations employées successivement par les anatomistes pour désigner les muscles, ont produit de confusion et de difficulté dans l'étude de l'anatomie, et il y fixe les bases de la réforme qu'il propose. Voici ses développemens :

1.º Nous trouvons beaucoup de muscles, dit ce professeur, qui, d'après leurs usages, sont nommés extenseurs, fléchisseurs, supinateurs, pronateurs, etc.; mais cette méthode de dénomination qui paraît d'abord si simple, si commode, est essentiellement vicieuse en ce qu'elle borne, restreint les usages des muscles, ne permet pas d'embrasser d'un coup d'œil tous ceux auxquels ils sont destinés, et quelquefois encore présente des idées fausses et peu conformes à l'action de ces organes.

2.º Plusieurs muscles ont été appelés,

d'après la direction de leurs fibres, droits, transverses, obliques, convergens, divergens, etc.; mais relativement au plan vertical de division du corps, tous les muscles n'ont-ils pas leurs fibres droites, obliques, transverses, convergentes et divergentes ?

3.º Quelques - uns ont été surnommés, d'après leur situation, antérieurs, postérieurs, latéraux, supérieurs, inférieurs, etc.; mais toutes ces distinctions nominales deviennent souvent fort équivoques, et comme elles sont fondées sur une division idéale du corps et de ses différentes parties, elles indiquent seulement la situation générale d'un muscle, et toujours relativement à d'autres muscles voisins, ou qui ont leurs attaches à la même partie.

4.º Des muscles ont été nommés, par rapport à la région qu'ils occupent, dorsaux, pectoraux, occipitaux, etc. Assurément ces dénominations expriment d'une manière très-précise la situation des muscles; mais pour être avantageuses, ces dénominations doivent être une expression générique et adoptée pour tous les muscles qui occupent la même région.

5.º D'autres muscles ont été nommés rhomboïdes, carrés, triangulaires, etc.; mais outre qu'il y a beaucoup de muscles auxquels on peut trouver ces sortes de figure, celles-ci

sont si équivoques que les anatomistes modernes nomment carré un muscle que
tous les anciens trouvaient triangulaire.

6.° La comparaison que l'on a faite des
muscles avec différens objets, a été une
nouvelle source de dénomination. Ainsi nous
en trouvons qui sont désignés sous les noms
de splenius ou splénique, de soléaire ou
solaire ; parce qu'il ressemble, dit-on, à la
rate ou à un sole. Quelques-uns cependant
aiment mieux le comparer à une compresse
ou à une semelle de soulier ; car tel est
l'avantage de ces sortes de comparaisons ,
qu'elles prêtent facilement aux différentes
interprétations qu'on veut leur donner.

7.° Quelques muscles , par rapport à leur
volume ou étendue, ont été distingués par
les épithètes de grands , moyens, petits,
gros, vastes, grêles , longs, etc. ; mais ces
dénominations qui indiquent seulement un
rapport, une proportion avec d'autres muscles, deviennent souvent fort équivoques par
la manière dont on les emploie. Par exemple,
trois muscles de la cuisse sont appelés triceps ;
pour les distinguer, les uns considérant seulement leur volume, les ont nommés grand,
moyen , petit ; d'autres croyant mieux les
désigner par leur situation, les ont appelés
antérieur, moyen et postérieur ; quelques-
uns ont préféré les noms de supérieur, moyen

et

et inférieur; ainsi l'objet le plus simple devient compliqué par la variété des dénominations.

8.º Pour donner des noms aux muscles , on a enfin considéré leurs attaches ; et quoique chaque muscle ait toujours deux points d'attache distincts et opposés, souvent la dénomination a été bornée à en exprimer un seul. Ainsi on a appelé péroniers , ptérigoïdiens , zigomatiques , etc. , des muscles qui ont une de leurs attaches au péroné, à l'apophyse-ptérigoïde, au zigoma. D'autrefois la dénomination exprime les deux points d'attache d'un muscle. Ainsi on appelle sterno-mastoïdien , un muscle qui du sternum s'étend à l'apophyse mastoïde. Stylo-hyoïdien , celui qui de l'apophyse styloïde s'étend à l'os hyoïde : tels sont encore les muscles génio-glosses, trachélo-mastoïdiens, etc. ; mais ces dénominations qui sont très-précises , sont aussi les moins fréquentes dans l'anatomie.

Après avoir exposé l'abus de la multitude des dénominations , et signalé les vices nombreux de la langue anatomique, M. Chaussier passe aux moyens de réformer cet abus. Mais pour le faire avec avantage, il faut , dit-il , trouver un principe simple, *invariable*, et le suivre constamment pour le choix et l'application des dénominations.

L'ostéologie est avec juste raison la première branche de l'étude anatomique. Les os servent de base , de soutien à toutes les parties molles, et ils fournissent des attaches à plusieurs; il importe donc d'apporter la plus grande attention dans le choix et l'application des dénominations que l'on admet pour désigner les os, leurs éminences et cavités , qui ont le plus de rapport aux parties molles. L'examen que nous avons fait de cette branche de l'anatomie , ajoute M. Chaussier, nous a présenté beaucoup à élaguer , quelque chose à réformer, mais très-peu à ajouter. Ce premier pas fait, nous avons passé à la myologie, et en considérant que chaque muscle a toujours deux points d'attache distincts et opposés, que l'on désigne communément sous les noms d'*origine et d'insertion*, il nous a paru que l'on pouvait facilement leur trouver une dénomination qui exprimât en même temps ces deux points d'attache. Pouvions-nous ne pas nous arrêter à ce principe , en remarquant que quelques muscles ont été ainsi nommés par les anciens anatomistes.

Ce plan fait entrevoir les plus grands avantages; mais M. Chaussier peut-il rejeter la multiplicité des nomenclatures anatomiques, et n'a-t-il pas fondu ces nomenclatures avec la sienne ? C'est ce que je vais examiner.

ART. II.

Examen des avantages et des inconvéniens de la multiplicité des nomenclatures anatomiques.

M. Chaussier accuse la myologie de ne lui avoir présenté que l'obscurité, la confusion et la bizarrerie la plus grande dans les dénominations. Cependant nous allons prouver que cette multiplicité de dénominations est une suite réelle des progrès de l'esprit humain. (Article II, 1.re partie.)

On ne peut pas nier effectivement que les muscles ne soient extenseurs ou fléchisseurs, qu'ils ne diffèrent entr'eux par la direction de leurs fibres, de leur situation et de la région qu'ils occupent, par leur figure, leur volume et leurs attaches, etc. Voilà donc huit bases distinctes de nomenclatures dont chacune est fondée sur un caractère particulier. M. Chaussier semble tout-à-coup les proscrire toutes, car il en rejette sept, et il se borne à développer la huitième. Mais celle-ci qui ne se composait tout au plus que de trente dénominations en aura trois cent soixante d'après les recherches de M. Chaussier : ce professeur peut donc se flatter d'avoir enrichi la science d'une nomenclature qui est le fruit de ses veilles, et qui lui appartient en entier.

D 2

Si un second anatomiste imite M. Chaussier, et qu'il parvienne à compléter un jour le n.º 2 de la nomenclature myologique, dont le caractère est fondé sur la direction des fibres ou de la figure des muscles, nul doute que cette nomenclature ne soit également très-avantageuse, puisque la simple description des minéraux, par exemple, à l'aide de leur caractère extérieur, renferme, dit M. Hauy, tout ce qui est suffisant pour les distinguer les uns des autres. Enfin, celui qui prendrait pour base de nomenclature le caractère de la région, ferait encore un travail estimable ; car, de l'aveu de M. Chaussier, les dénominations des muscles par rapport à la région qu'ils occupent, expriment d'une manière *très-précise* la situation des muscles. Ainsi tout concourt à démontrer la vérité du principe que nous avons établi dans la première partie de ce mémoire, que la multiplicité des nomenclatures est un avantage, dès qu'elle est en raison directe du progrès de nos connaissances. Mais nous avons ajouté que, lorsque les nomenclatures sont complètes et déterminées, il faut les combiner deux à deux, trois à trois, pour les réduire en une nomenclature unique et générale ; M. Chaussier n'a pas eu l'idée d'une pareille combinaison. Et si nous parvenons à démontrer

que cette combinaison se trouve dans sa nomenclature, et qu'il l'a faite à son insu, cela
prouvera la solidité de nos principes, et aidera
les autres á se fixer d'une manière invariable
sur les avantages ou les inconvéniens de la
multiplicité des nomenclatures anatomiques.

1.º M. Chaussier blâme, comme on l'a vu,
les anatomistes qui ont dénommé les muscles
d'après des caractères pris de leurs usages,
de la direction de leurs fibres, etc. Il ne veut
les désigner que d'après leurs deux points
d'attache, et suivré constamment ce principe
dans l'application des dénominations. Cependant il n'a point changé dans sa nomenclature les noms des muscles qui concourent à former les parois de la poitrine,
comme le diaphragme (mot grec qui signifie
cloison, séparation). Il a pensé que cette
dénomination doit être *conservée.*

Les usages des muscles sont propres ou
communs ; M. Chaussier n'a conséquemment pas pu s'empêcher de dire encore :

Le tibio-sous-phalangettien *commun.*
Le calcanéo-sus-phalangettien *commun.*
L'épicondilo-sus-phalangettien *commun.*
L'épitroklo-phalangettien *commun.*
Le cubito-phalangettien *commun.*

2.º Le caractère pris de la direction des
fibres, se trouve exprimé dans les muscles
que vous appelez, le droit *supérieur,* le droit

inférieur, le droit *interne*, le droit *externe* ; le *grand* oblique et le *petit* oblique des yeux , le *transverse* de l'oricule , le matatarso-phalangien *transversal* du pouce, etc.

3.° Vous blâmez les dénominations d'antérieure et de supérieure, de postérieure et de latérale ; cependant vous dites , le muscle *interne* du marteau , le muscle *antérieur* du marteau , le muscle *externe supérieur* du marteau ; le crico-aryténoïdien *postérieur*, le crico-aryténoïdien *latéral* ; les métatarso-phalangiens *latéraux* ; les métacarpo-phalangiens *latéraux*.

Vous créez les épithètes de base et de près, de sus et de sous , pour mieux désigner la situation des muscles que vous appelez ischio-*basi*-trokantérien, dorso-*basi*-scapulaire , l'iskio-*sous*-trokantin, le *pré*-dorsoatloïdien, le *pré*-lumbo-pubien, le *pré*-lumbo-trokantinien , le tibio-*sus*-tarsien , le péronéo-*sus*-phalangettien de l'orteil, le pubi-*sous*-ombilical , l'atloïdo-*sous*-mastoïdien, le *sous*-pubio-coccigien, etc.

Ces distinctions de sus et de sous, paraissent dans votre nomenclature de la plus grande importance ; cependant vous ne vous en servez pas pour distinguer les métatarsophalangiens-latéraux, dont les uns sont situés à la face plantaire , et les autres à la face *sus*-plantaire du pied. On trouve la même inexactitude dans les métarcapo-phalangiens-latéraux de la face palmaire et *sus*-palmaire de la main.

4.º Vous conservez malgré vous les dénominations prises de la région des muscles dans le sacro-*spinal*, qui du sacrum s'étend sur toute la face spinale des vertèbres. Cette dénomination correspond en effet avec celle de dorsale, pectorale, et occipitale des anciens. Il en est de même des dénominations internes et externes, qui sont très-fréquentes dans votre nomenclature, et qui expriment parfaitement la région qu'occupent les muscles; tels que, par exemple, les inter-cervicaux, les inter-trachéliens, les inter-costaux, etc.

5.º Lorsqu'un muscle figurait plusieurs têtes, les anciens l'appelaient biceps, triceps ; vous rendez ce caractère dans le *bi*-fémoro-calcanien, et le *tri*-fémoro-rotulien.

6.º Il est des muscles qui n'ont point d'attache sur les os, conséquemment vous les dénommez d'après leur caractère de ressemblance ou de structure, et vous dites le palmaire-*cutanée*, l'illio-*aponévrotique* de la cuisse, les palmi-*tendino*-phalangiens, les planti-*tendo*-phalangiens.

7.º Vous avez rejeté les dénominations fondées sur le volume ou l'étendue des muscles, et vous êtes obligé d'employer ces caractères pour distinguer le *grand* zigomatico-labial du *petit* zigomatico-labial , le *grand* hélicien du *petit* hélicien, le *grand* ilio-trokantérien du *petit* ilio-trokantérien , le *grand* scapulo - trochitérien , du *petit* scapulo - trochitérien , et celui-ci du *plus petit* scapulo-trochitérien.

8.° Les anciens , de votre aveu , avaient dénommé un petit nombre de muscles d'après leurs deux points d'attache ; vous vous êtes fixé à ce grand caractère , et cependant votre travail nous a présenté des dénominations prises de l'usage , de la direction , de la situation , de la région, de la figure , de la ressemblance , et de l'étendue des muscles. Vous nous avez donné une nomenclature *octifide*, si l'on peut s'exprimer ainsi.

Telle quelle est néanmoins , cette nomenclature a un avantage , en ce qu'elle est la plus complète des huit ; mais si les sept qui restent sont un jour développées sur le plan de la vôtre, elles auront toutes le même mérite, et celui qui les réunira en une nomenclature unique et générale, les fera toutes oublier.

Tant que l'anatomie ne sera pas étudiée dans cet esprit , ce travail sera loin d'être réalisé encore, et sous ce rapport votre nomenclature se soutiendra long-temps. Je dis plus , vous devez la défendre contre tout homme, qui se présente pour la refondre avec la sienne , et lui donner un air de nouveauté. Vous avez le droit de lui demander: Avez-vous autant de signes que d'idées ? Où sont les faits que vous articulez ? Si vous ne possédez que 30 ou 40 termes , ce sera 30 ou 40 noms de plus à ajouter à la mienne. Mais celle-ci qui , dans ce moment, en a plus de 260, vous écrasera. Continuez à compléter votre nomenclature avant de songer à la combiner ; un troisième suivrait votre exemple , et cette multiplicité retarderait la science : elle serait un grand inconvénient.

Votre nomenclature se soutiendra davantage , lorsque des anatomistes en adopteront les bases , et qu'ils se borneront à l'étendre ou à la perfectionner. D'après ce principe , nous ne pouvons ici , sans tomber dans des répétitions inutiles , discuter le fond de la nomenclature des muscles publiée par M. Dumas , puisque ce professeur déclare que sa nomenclature diffère *peu* de celle que le professeur Chaussier a proposée. Son but vraiment anatomique est de faire connaître la situation des muscles par le nom qu'elle leur impose ; mais M. Dumas ajoute qu'elle est plus *complète* et même plus *exacte*. Plus complète en ce qu'elle s'étend à un grand nombre de muscles que M. Chaussier avait négligés dans la sienne; et plus exacte en ce qu'elle ne se borne point à rappeler deux ou trois attaches des muscles, mais qu'elle exprime généralement toutes celles qui peuvent donner une idée de leur situation anatomique.

Plus complète semble au premier abord une assertion hasardée, M. Chaussier ayant donné le dénombrement de la totalité des muscles dans le recueil des tables synopti-ques d'anatomie et de physiologie, suivant la méthode adoptée au cours de l'école de médecine de Paris; mais M. Dumas ne con-naissait alors que l'exposition sommaire des muscles publiée en 1789, et c'est d'après cet ouvrage que l'on doit apprécier la justesse de son assertion.

Le second point de critique est plus facile à justifier, parce qu'on a l'avantage de pou-voir comparer le travail du professeur de Montpellier, non-seulement avec celui du professeur Chaussier, mais encore avec sa table synoptique. Dans cette table, M. Chaussier a conservé, par exemple, les dénominations anciennes des six muscles de l'œil, et des quatre muscles des osselets du tympan. M. Dumas, au contraire, les sou-met tous à une nomenclature *uniforme*; ainsi il appelle les premiers, ou les muscles de l'œil, sus-optico-sphéni-scléroticien, sous-opti-sphéno-scléroticien, orbito-intus-scléro-ticien, orbito - extus - scléroticien, obtico-trochléi-scléroticien, maxillo-scléroticien. Il a désigné les seconds par les noms de pyramido - stapédieu , salpingo - malléen , sphéni-salpingo-malléen, acoustico-malléen.

M. Dumas n'est pas aussi fondé, lorsqu'il accuse le professeur de Paris de n'avoir pas toujours fait signifier un nombre suffisant de points d'attache dans sa nomenclature. En conséquence, il appelle ilio-pubi-costo-abdominal , ilio-lumbo-costi-abdominal , et lumbo - ilio - abdominal , les muscles que M.Chaussier nomme simplement costo-abdominal, ilio-abdominal et lumbo-abdominal.

Les anatomistes ont trouvé dans le temps ces extensions vicieuses et superflues. M. Dumas s'en défendait en disant qu'il faut envelopper dans la même expression toutes les attaches qui contribuent à déterminer la manière dont chaque muscle est situé.

Mais est-il bien vrai qu'un nom doive être la description, ou la définition de l'objet qu'il exprime ? Je ne le pense pas, dit M. Cabanis, et je ne vois pas ce qu'il faut penser de la peine que se donnent quelques nomenclateurs, pour renfermer toujours les qualités d'un objet dans le nom même qui le désigne. Ces qualités étant différentes suivant le point de vue sous lequel on le considère, il est aisé de voir que les noms peuvent être infiniment divers, et l'on retombe ainsi dans un autre arbitraire, mais

privé de tous les avantages de la briéveté ,
de la simplicité , de l'unité ; car le même
objet exige alors autant de mots différens
qu'il peut offrir de points de vue à l'observation.

En supposant que ces objections , pré-
sentées par M. Cabanis, ne soient pas con-
cluantes , il nous est facile de prouver que
le nom quelconque employé par M. Dumas,
ne renferme jamais les qualités de l'objet
que ce nom distingue. Ainsi le nom ilio-
pubi - costo - abdominal que ce professeur
trouve si heureux pour faire remarquer que
les points principaux de ce muscle sont dis-
posés de manière qu'on peut en conclure
que sa figure est quadrilataire ; ce nom
quoique très-composé ne présente aucune
dénomination fondée sur les usages , sur la
direction des fibres de l'oblique externe. Sa
structure cependant est bien digne de remarque ; car indépendamment de ses di-
gitations , ce muscle présente une partie
charnue , et puis il dégénère en une large
apponévrose. Les fibres de cette apponévrose
à leur tour se partagent en deux bandelettes
tendineuses , et l'ouverture qui en résulte ,
porte le nom d'anneau. Celui-ci donne passage aux cordons spermatiques dans l'homme
et aux ligamens ronds chez la femme , et
il laisse échapper trop souvent jusqu'aux

viscères du bas-ventre, dont le déplacement produit une des plus graves maladies.

M. Dumas a bien imaginé de dresser à la suite de sa nomenclature, des tableaux myologiques où les circonstances principales de chaque muscle sont rappelées d'une manière commode et rapide ; mais la nécessité de parcourir ces tableaux ne fait que confirmer encore mieux la justesse de nôtre critique.

En appréciant ainsi, de la manière la plus impartiale, les avantages et les inconvéniens des nomenclatures anatomiques, on est ramené à cette conséquence, que la nomenclature publiée par le professeur de Paris, partage dans tous les points les avantages et les inconvéniens de la nomenclature des muscles du professeur de Montpellier. Cependant on a vu des hommes qui, peu familiarisés avec l'analyse des idées et la méthode synthétique des langues, ont critiqué la nomenclature du professeur Dumas en jouant sur les mots. M. Roussille, par exemple, trouvait que le muscle, appelé ilio-pubi-costo-abdominal par M. Dumas, était une longue phrase. Certes le muscle que M. Chaussier nomme spini - axoïdo-trachéli-atloïdien n'est pas moins *polysyllabique*, et il est bien difficile de l'articuler nettement.

M. Dumeril a aussi consacré ses veilles à la réforme de la langue anatomique, et il a publié en l'an 6 le projet d'un travail très-étendu sur ce sujet important. Dans cette nouvelle nomenclature, les os et les viscères forment les mots et les racines du langage anatomique. Conséquemment cette nomenclature ne *diffère* de celle de MM. Dumas et Chaussier que par la désinance, ou la terminaison des noms. Cette termino-logie toutefois a un grand avantage par le mérite de l'uniformité, et sous ce rapport, c'est une perfection de plus pour la science.

M. Dumeril a pris pour radical les dénominations de l'os autour duquel se trouvent les parties, et la désinance seule indique seulement si ce nom appartient à tel os, à telle région, à tel muscle, à tel nerf, à telle artère, à tel viscère, etc. Cette nomenclature est aussi simple qu'ingénieuse, et je vais en donner ici le tableau, pour qu'on saisisse d'un coup d'œil l'avantage marqué qu'elle présente.

TABLEAU

D'UNE MÉTHODE DE NOMENCLATURE ANATOMIQUE

BASÉE SUR LA TERMINAISON.

Terminaisons.
tranç. lat.

L'Os. . . . . Le sternal. . . costal. . . . clavial. . . . . huméral. . . . radial. . . pubial. . . fémoral. . . tibial, etc. al. — *ale.*
sternale. . costale. . . claviale, etc.

La Région. La sternienne. costienne. clavienne. . . . humérienne. radienne. pubienne. fémorienne. tibienne. ienne. — *ea.*
sternea. . . costea. . . claviea, etc.

Le Muscle. Le sternien. . . costien. . . clavien. . . . . humérien. . . radien. . . pubien. . . fémorien. . . tibien. . . ien. — *eus.*
sterneus. . costeus. . . clavieus, etc.

Le Nerf. . . Le sternique. . costique. . clavique. . . . humérique. . radiique. . pubique. . fémorique. . tibiique. ique. — *icus.*
sternicus. . costicus. . clavicus, etc.

L'Artère. . La sternaire. . costaire. . claviaire . . . . huméraire. . radiaire. . pubiaire. . fémoraire. . tibiaire. . aire. — *aria.*
sternaria. costaria. . claviaria, etc.

La Veine. . La sternale. . . costale. . . claviale. . . . humérale. . . radiale. . pubiale. . fémorale. . . tibiale. . ale. — *alis.*
sternalis. . costalis. . clavialis, etc.

SUITE DU TABLEAU.

Quant aux ligamens, glandes et membranes, parties qui, pour la plupart, n'ont pas encore reçu de nom propre et spécifique, on les désignerait par leur position. On dirait, par exemple :

LES GLANDES. *Axillées, inguinées, sacrées, lombées, mésentérées, maxillées, auriculées, linguées, etc.*

Pour les viscères très-connus, tels que *foie, cœur, cerveau, nez, bouche, lèvre, gencive, dents, oreille, œil, etc. etc.*, on prendrait pour base leur nom latin ou grec le plus usité, ainsi :

LE CERVEAU. *Cerebrum. cérébrienne. cérébrien. cérébrique. cérébraire. cérébrale. cérébrée.*
LA LÈVRE... *Labium... labienne.... labien.... labiique... labiaire... labiale... labiée.*
LA RATE... *Splen. ... splénienne.. splénien.. splénique.. splénaire.. splénale.. splénée.*

Application de la méthode.

Le. . . . . . . — frontal . . . au lieu de . . Os du front ou coronal.
L'Epicranio. — frontienne . . . . Région de l'épicrâne et du front.
L'Occipito.. — frontien. . . . . Muscles frontaux et occipitaux. Le fronto occipital.
Le Surcilio.. — frontique . . . . Nerf frontal ou surcilier.
La Surcilio.. — frontaire . . . . Artère frontale.
La Labio... — frontale . . . . Veine préparate ou frontale.

Vicq-d'Azir avait également dirigé ses vues sur la nécessité de réformer la langue anatomique ; mais il fut enlevé à son projet. Mon respect, dit M. Cabanis, pour la mémoire d'un homme qui a bien mérité des sciences, ne m'empêchera pas d'observer que cette partie de son travail est peu digne du sujet et de l'auteur. Il est arrivé à Vicq-d'Azir (comme à quelques autres savans ou hommes des lettres) de croire suivre la méthode analytique, parce qu'il en employait les signes ou les expressions.

Ces réflexions sages de M. Cabanis sont d'autant plus justes que Vicq-d'Azir, après avoir mis en principe que c'est une étude très-philosophique que celle des règles d'après lesquelles doivent être établies la nomenclature et la méthode anatomiques, rejette, à l'exemple de M. Chaussier, toutes les dénominations des muscles prises de leurs usages, de la direction de leurs fibres, de leur figure, de leur volume, de leur comparaison. Cependant, il finit par dire : Autour des mots primitifs que j'ai cru pouvoir adopter, j'ai distribué leurs dérivés, leurs acceptions, leurs divisions, leurs synonimies, et je les ai *fondus* avec les noms anciens. Ce n'est donc point là la succession naturelle des idées ; ce n'est point en les enchaînant de cette manière que Vicq-d'Azir pouvait se flatter de poser les bases d'une nomenclature anatomique : ainsi l'objection de M. Cabanis reste dans toute sa force. .

D'après les développemens que je viens de donner à l'examen des avantages et des inconvéniens de la multiplicité des nomenclatures anatomiques, on doit se convaincre que ces nomenclatures, quoique très-imparfaites, sont d'un avantage marqué pour la science, en ce qu'elles dérivent toutes du même principe et que leurs bases sont communes. Bichat s'est donc trompé quand il a dit positivement dans son traité d'anatomie descriptive, que ceux même qui ont tenté de réformer l'anatomie ne se sont point accordés, et que MM. Dumeril, Chaussier et Dumas n'ont point suivi la même route, en visant au même but ; et ce qui prouve jusqu'à quel point Bichat était plein de cette idée, c'est d'ajouter qu'il n'a pas cru pouvoir adopter aucune espèce de réforme de ce genre dans un ouvrage élémentaire, qui pourra, dit-il, être employé par les élèves de plusieurs écoles différentes.

M. Boyer s'est fondé sur un motif plus juste. Ce professeur prouve dans son traité d'anatomie, que pour bien comprendre tous les usages de chaque muscle en particulier, il faut faire attention à sa situation, à ses attaches, à ses rapports avec les autres muscles des parties auxquelles il est attaché et à toutes ses connexions avec les parties voisines; ce qui semble dire en d'autres termes que les nomenclatures de MM. Chaussier, Dumas et Dumeril, ne réunissant point toutes ces conditions, M. Boyer a dû suivre de préférence l'ordre le plus propre pour analyser ces objets et en déterminer les rapports. C'est saisir la question sous son vrai point de vue, et la juger dans toute sa profondeur.

Un professeur de l'école de Strasbourg est resté fidèle à l'ancienne nomenclature, d'après un motif bien différent. Cet anatomiste n'a pas pu se persuader qu'on rendait un service réel à la science, en substituant un nom nouveau, même plus convenable à un nom ancien, même très-absurde. On ne détruit pas ce dernier, dit-il, et l'élève est obligé d'en apprendre deux au lieu d'un seul qui lui aurait suffi.

Nous avons demontré dans la première partie de ce mémoire que la multiplicité des nomenclatures est un avantage pour les progrès de la science, quand on remplace sur-tout les signes arbitraires par des signes figurés. Cela posé M. Lauth ne conteste pas, par exemple, que l'anatomie est remarquable par une foule d'expressions absurdes. Ce professeur doit donc s'attendre naturellement

E 2

que les élèves s'attacheront de préférence aux mots qui seront les signes représentatifs des idées. Cette étude en effet sera pour eux plus courte et moins pénible, et elle ne chargera pas gratuitement leur mémoire. D'après ce principe qui est le résultat immédiat de l'ordre naturel de la gérération de nos idées, je conclus affirmativement qu'une nomenclature nouvelle, faite dans cet esprit, n'est jamais un obstacle aux progrès de la science, et qu'elle est toute à l'avantage de celui qui apprend.

M. Lauth est mieux fondé selon moi, quand il ajoute que les différentes dénominations qui ont été attachées à la même idée, doivent être communiquées; donc plus on en admettra, et plus on augmentera le travail de l'élève. Il y a deux manières d'envisager cette objection; car si l'on s'attachait au sens ambigu qu'elle présente, ce serait renverser tout principe d'idéologie, que d'énoncer d'une manière formelle qu'il faut plusieurs signes pour communiquer la même idée. S'il en était ainsi, les langues cesseraient d'être des méthodes analytiques. On ne s'entendrait plus. Mais si je ne me trompe pas sur la pensée de l'auteur, il a voulu dire, je me doute que lorsqu'un objet quelconque a plusieurs qualités, les dénominations différentes dans lesquelles on les exprime doivent être conservées , parce que chaque dénomination forme alors autant de nouvelles connaissances , et qu'en les admettant , on met effectivement un élève plus à même d'étudier les qualités de cet objet.

Mais si pour exprimer les qualités nouvelles de cet objet , vous continuez de vous servir de signes arbitraires , comme vous l'entendiez la première fois , chaque nomenclateur apporterait un nouvel obstacle aux progrès de la science , et il en résulterait un inconvénient très-grave pour l'élève , sur-tout s'il voyait dans cette multiplicité de termes autant d'objets différens. (Art. II , I.re partie.)

Vous assurez au contraire que les qualités de cet objet sont exprimées par des signes sensibles ou figurés , qu'il n'existe pas plus de signes que d'idées , et que cela forme nécessairement une multiplicité de nomenclature. Éh bien ! si ces nomenclatures à leur tour sont complètes et déterminées , réu-nissez-les deux à deux , trois à trois , et vous verrez, par ce procédé simple, comment les dénominations s'éclipsent insensiblement et sont fondues dans une nomenclature unique et générale , à l'aide d'un mot nouveau qui a le pouvoir de faire entendre aux autres sans difficulté les qualités de l'objet dont on

parle. Les Lavoisier , les Guyton , les Bertholet et les Fourcroy ont donné le premier
exemple de la création d'une langue sys-
tématique et analytique dans une science.
En vain vous opposez-vous aujourd'hui à
l'application qu'on en fait en médecine.
Une langue bien faite, ajoute Lavoisier, une
langue dans laquelle on aura saisi l'ordre
successif et naturel des idées, *entraînera*
une révolution nécessaire et même prompte
dans la manière d'enseigner. Il faudra ou
rejeter la nomenclature ou suivre irrésisti-
blement la route qu'elle aura marquée.

Je vous accorde, direz-vous, que la chimie
jouit d'un grand avantage à l'égard de sa
nomenclature. Cependant en parcourant son
dictionnaire, a remarqué M. Degérando ,
il est facile de voir que plusieurs des noms
qui s'y trouvent, sont déjà assez composés
pour être embarrassans, et ne pourraient
recevoir de nouvelles modifications, sans
devenir une véritable formule. Dans ce
cas, ajoute M. Hauy, rien n'empêchera de
se servir d'un nom vulgaire plus concis ,
par-tout où l'on voudra éviter une pro-
lixité qui ne servirait qu'à ralentir la marche
du discours. Or, si l'on est aussi indifférent
sur le choix des signes, pourquoi voulez-
vous changer les dénominations reçues ?
Préviendrez-vous les inconvéniens des no-

menclatures nouvelles avant qu'elles soient parvenues à leur état de perfection ?

Curiosité inquiète de l'avenir, j'avais prévu l'objection que vous faites. Quoi! pour un mal qui n'existe point encore , vous renoncez à un bien dont vous reconnaissez le prix. Mais ce mal est très-incertain, et l'inconvénient s'évanouira de lui-même, parce que à mesure, vous ai-je dit avec Condorcet, que l'esprit s'élève à des combinaisons plus compliquées, des formules plus simples les lui rendent bientôt faciles (art. III, 1.re partie) ; et puisque vous citez M. Hauy, vous vous souviendrez que ce minéralogiste exige que la méthode conserve son uniformité, et que sa partie descriptive, ou la nomenclature, emploie des dénominations assorties à l'ensemble des principes que présente chaque objet , et dictées par la science elle-même : on ne pourrait les abréger qu'en exprimant la même chose en moins de mots; ce sont ses expressions.

A R T.   I I I.

Exposition de la multiplicité des classifications anatomiques.

Si l'on doit entendre par classification l'ordre dans lequel nous distribuons les idées que nous avons acquises, on doit se proposer dans la classification des muscles de distribuer ces organes, d'après la méthode la plus propre à en présenter à l'esprit le tableau figuré, et à rappeler les signes qui les expriment. Cette méthode est d'autant plus facile à exécuter que les muscles appartiennent à la classe des idées *sensibles*, et que leur nomenclature paraît complète et déterminée; les anatomistes ne devraient donc avoir qu'un sentiment sur ce point. Cependant chacun s'est fait, pour ainsi dire, une méthode à lui, et cette multiplicité étonnante de classifications forme aujourd'hui l'inconvénient le plus grave dans l'étude de l'anatomie. Essayons d'en donner l'exposition en peu de mots:

1.° La manière de classer les muscles, dit M. Chaussier, a été une source de difficultés et même d'erreur dans leur étude, pour décrire ou démontrer ces organes; Galien ne suivait d'autre ordre que celui de leur situation respective, tel qu'on l'observe à la dissection. Ainsi, sans s'occuper s'ils concourraient au même mouvement, il décrivait successivement tous les muscles qui, sur une partie, se présentaient successivement à sa vue. Ce plan est simple et naturel; cependant les descriptions de Galien sont obscures, parce que la situation générale et particulière des muscles, n'est pas suffisamment exprimée; parce que au lieu de considérer d'abord le corps charnu pour indiquer ensuite ses attaches ou extrémités tendineuses, souvent il commence l'examen d'un muscle par son tendon ou sa terminaison.

2.º Vesale imagina une méthode bien différente; il distribua et classa tous les muscles d'après l'idée qu'il s'était formée de leurs usages. Ainsi, sans s'occuper de leur situation, il rapprochait et rangeait ensemble les muscles qu'il crut servir aux mêmes parties; par exemple, il comptait comme un muscle du bras, ceux qui s'y terminent, ceux qui peuvent le mouvoir; comme muscles de la tête, ceux qui meuvent cette partie. La clarté, l'exactitude des descriptions empêchèrent d'apercevoir les vices de cette méthode; aussi dans la suite fut-elle généralement adoptée.

3.º Albinus s'est conformé dans sa classification des muscles, et à la situation qu'ils occupent, et à l'ordre qu'ils présentent à la dissection. Il a donc suivi la distribution du médecin de Pergame; mais il a perfectionné cette méthode, en ce qu'il a, le premier, divisé la totalité du corps dans un nombre déterminé de régions.

M. Chaussier ayant *glissé* sur le travail d'Albinus, je vais indiquer rapidement la division que cet auteur a suivie, parce que je la regarde comme très-importante à connaître dans l'exposition des classifications des muscles.

Considérés sous le rapport anatomique, l'homme et la femme sont deux êtres semblables; le sexe seul les différencie. La distinction des sexes est donc la première considération qui doit fixer l'anatomiste dans la distribution des régions. D'après ce principe, Albinus partage la totalité du corps en quarante-cinq régions. Mais dans cette division il fait abstraction des sexes, et il n'envisage l'homme et la femme que dans ce qu'ils ont de commun. Parmi ces quarante-cinq régions, dix-sept sont doubles ou jumelles, et sont placées symétriquement de chaque côté du corps, de telle sorte qu'on peut étudier les unes sans examiner les autres. Cette circonstance *réduit* tout d'un coup les quarante-cinq régions au nombre effectif de ving-huit, et il ne reste plus ensuite qu'à déterminer le nombre des régions qui distingue les sexes. Albinus renferme dans une région les organes sexuels de la femme, et il en consacre deux au sexe masculin ; ainsi la femme a vingt-neuf régions, tandis que l'homme en présente trente (1).

4.º Le travail d'Albinus semblait ne laisser rien à désirer; cependant M. Sabatier, en adoptant sa méthode, a trouvé que les régions admises par ces anatomistes, sont trop nombreuses : en conséquence ce professeur, voulant rendre à son tour la connaissance des muscles plus facile, les réduit à vingt - six régions. Il est vrai, ajoute M. Sabatier, que je n'y fais point *entrer* les muscles qui avoisinent les paupières, les yeux, le nez, les oreilles, les lèvres, la langue, le larynx, le pharynx, la voûte du palais, et ceux qui se trouvent à l'extrémité de l'intestin rectum, et aux parties naturelles de l'un et de l'autre sexe.

5.º D'après ces corrections faites par Albinus et M. Sabatier, à la méthode de Galien, M. Chaussier l'a adoptée dans son exposition sommaire des muscles, et il n'a porté les régions qu'au nombre de vingt-six. Croyant, sans doute, avec M. Sabatier, que la des-

---

(1) Si ce calcul est exact, il a été estimé bien différemment par un professeur de Paris. J'ai adopté, dit M. Boyer, la méthode qu'Albinus a suivie dans son beau traité de myologie ; mais je n'ai point divisé le corps humain en un si *grand nombre* de régions que cet anatomiste célèbre : je les réduis à trente.

cription de tous les muscles que cet anatomiste avait rejetés de sa classification, appartient aussi à la splanchnologie. Cette
méthode de classification des muscles, ajoute
M. Chaussier, est maintenant *adoptée* par
les anatomistes les plus distingués. Depuis .
long-temps nous l'employons avec succès
dans nos cours, et nous ne pouvions choisir
de meilleurs modèles.

6.º Cependant en traitant des différentes
méthodes de décrire les muscles, Vicq-
d'Azir avait dit qu'on doit les décrire comme
on les dissèque, par régions et par couches.
Cette méthode est celle des peintres, et le
tableau qu'il propose, diffère en plusieurs
points de celui d'Albinus. D'abord toutes
les régions sont subdivisées en sections; ce
que Albinus n'a point fait. Ensuite Vicq-
d'Azir partageait la totalité du corps en
quarante régions cardinales, et il portait les
sous-régions au nombre de soixante-trois.

7.º Les méthodes de ces auteurs, dit M. Dumas, ont toutes quelque chose de défec-
tueux. Celle d'Albinus présente des divisions
qui ne sont point toujours bien tranchantes,
et parmi lesquelles plusieurs sont surchar-
gées de muscles, tandis que d'autres en
contiennent très-peu. Ajoutez que toutes ces
régions établies d'une manière souvent trop

arbitraire, ne conservent quelquefois entr'elles aucune correspondance. Le plan de Vicq-d'Azir a le défaut de faire presque autant de divisions ou subdivisions qu'il y a de muscles ; d'en imaginer beaucoup plus que la nature n'en a fait, et d'embarrasser les descriptions, au lieu de les simplifier ou de les éclaircir. Afin de se former une méthode exempte de ces défauts, M. Dumas a pensé qu'il fallait éviter également et la réserve d'Albinus et la profusion de Vicq-d'Azir, et que sans multiplier les sections à l'infini, il suffisait d'admettre un plus grand nombre de régions, en prenant pour mesure les bornes réelles qui les séparent. J'ai donc tracé, ajoute ce professeur, sur toute la surface du corps humain quarante-sept régions qui se succèdent et se suivent naturellement. Je leur ai donné des noms composés dans l'esprit de la nouvelle nomenclature, et je ne doute pas qu'à l'aide de ces divisions exactes, on ne puisse facilement se rappeler les muscles qu'on connaît, et découvrir ceux qu'on ne connaît pas. Ces quarante-sept régions qui partagent la totalité du corps humain, embrassent toute l'étendue du système musculaire, et il n'existe pas un muscle qui ne puisse s'y ranger.

ART. IV.

Examen des avantages et des inconvéniens de la multiplicité des classifications anatomiques.

En résumant les diverses méthodes de classification des muscles que les anatomistes ont suivies depuis Galien, jusqu'au professeur Dumas, on voit sans peine que toutes ces méthodes se réduisent à deux, et qu'elles ont pour base la situation et les usages des muscles. Mais la multiplicité ne porte que sur la division fondée sur les usages des muscles. Il faut donc rechercher si les anatomistes peuvent rejeter telle méthode pour adopter telle autre, et quel est l'avantage de leur système exclusif.

D'abord ceux qui ne font point entrer dans leur classification les muscles des yeux, des oreilles, du nez, etc., ne sont pas mieux fondés que le naturaliste qui rejetterait de sa méthode une famille de plantes, pour la transporter dans le règne animal.

Nous avons démontré, dans la première partie de ce mémoire, que c'est une erreur idéologique de ne pas comprendre dans la classification tous les objets d'une nomenclature. M. Chaussier justifierait seul la sévérité de ce principe, puisque dans sa table synoptique des muscles, il a senti qu'une classification devait comprendre la *totalité* des muscles qui se distribuent dans toute l'étendue du corps ; ce qu'il n'avait point fait dans son exposition des muscles. Mais ce professeur, au lieu de borner ensuite le nombre des régions à trente, comme l'a fait Albinus, en admet au contraire quarante-deux. Ainsi la table synoptique a deux ordres de muscles : les muscles du tronc et les muscles des membres. Chaque ordre n'a que huit régions. Mais on y compte vingt-quatre sous-régions, dont une se sous-divise encore en plusieurs articles. D'après cet exposé, comment M. Roussille a-t-il pu dire que cette méthode est la même que celles d'Albinus et de Sabatier ?

Pour nous, qui sommes fixés sur la valeur de cette classification, et qui avouons néanmoins avec M. Chaussier, que sa méthode a l'avantage de rappeler à l'esprit la situation des parties qu'il importe tant de connaître pour s'assurer du siége des maladies, du trajet d'une blessure, etc. nous demandons si cette méthode n'est pas entachée d'un inconvénient grave, si les anatomistes du premier ordre sont divisés sur le nombre des régions que l'on doit admettre sur le cadavre pour la distribution des muscles. Albinus admettait trente régions ; Vicq-d'Azir quarante, et soixante - trois sous-régions ; M. Sabatier les réduit à vingt-six : M. Chaussier s'en tient à ce nombre ; mais il les partage en cent trente-six articles ou sous-régions ; puis il réduit les régions à seize dans sa table synoptique, et les articles au nombre de vingt-six. M. Dumas supprime les articles, et porte les régions au nombre de quarante - sept : enfin M. Boyer n'en compte que quatorze ; mais il admet vingt-quatre sous-régions, quoique d'après son plan la *totalité* des régions devait être fixée à *trente.*

Cette multiplicité de classifications n'est pas moins remarquable, si on réfléchit que les anatomistes diffèrent encore entr'eux, sur la manière de distribuer les régions des muscles de la tête, de ceux du tronc et des extrémités. Je vais représenter dans un tableau cette distribution de muscles, comme un modèle rare de versatilité dans l'objet le plus simple de l'économie animale.

TABLEAU

TABLEAU

DES RÉGIONS DES MUSCLES.

NOMS des Anatomistes.	DE LA TÊTE.	DU TRONC.	Des extrémités		TOTAL.	Articles ou sous-régions.	TOTALITÉ.
			supérieures.	inférieures.			
Albinus. .	7	15	4	4	3o	»	»
Vicq-d'Azir.	8	15	9	8	40	65	1o3
Sabatier. .	»	11	7	8	26	»	»
Chaussier.	»	11	7	8	26	136	162
	2	6	4	4	16	26	42
Dumas. . .	11	21	7	8	47	»	»
Boyer. . . .	3	4	4	3	14	24	38

Vous rejetez la méthode fondée sur les usages des muscles , cependant on demande tous les jours quels sont les muscles du bras, quels sont ceux de la cuisse, quels sont ceux de la main? Cette méthode est donc très-important à connaître. Les Vésale , les Winslow et les Verdier lui ont donné la préférence

F

sur la vôtre. En vain vous objectez que cette méthode est capable de produire de fausses idées et d'induire en erreur en portant à croire, par exemple, que les parties auxquelles on donne un nombre déterminé de muscles ne peuvent pas être mues par d'autres, ni que les muscles attribués à certaines parties ne peuvent pas encore mouvoir d'autres parties. Cette objection retombe sur vous-même dès que vous ne pouvez pas tracer, parmi les régions, la ligne qui les sépare. Cette opération cependant devrait être très-facile pour vous, puisque ce sont ici des idées de choses qui tombent sous les sens et que la classification appartient tout entière à une nomenclature sensible. (Art. II, 1.re part.)

Les muscles de la jambe ne meuvent pas le bras, et il ne sera pas difficile de déterminer quels sont les muscles qui meuvent une partie, quand on bornera le mouvement musculaire sur le cadavre, et qu'on ne portera point ses recherches au-delà. Mais si on considère les muscles dans leur état de vie, leur action devient alors une chaîne où il est impossible de reconnaître le premier anneau. Le baladin change, comme il lui plaît, la sustentation de son corps. Il fait porter indifféremment sur sa tête le centre de gravité. Enfin, et cette objection est sans réplique, avant de rejeter une classification il faut commencer par démontrer que sa nomenclature est fausse ou chimérique, d'où je conclus que les anatomistes qui distribuent les muscles d'après leurs usages, sont aussi fondés que ceux qui les classent d'après leur situation. Combinons la méthode de Vésale avec celle d'Albinus, et nous mettrons un terme à cette multiplicité de classifications qui en partageant les anatomistes en deux partis, devient à la fois un inconvénient pour l'élève, et un obstacle invincible aux progrès de notre art.

CHAPITRE II.

Quels sont les avantages ou les inconvéniens de la multiplicité des nomenclatures, relativement aux travaux des physiologistes?

On entend par physiologie la science de la nature. Mais ce terme ayant un sens si générique qu'il comprend également la physiologie comparée et la physiologie végétale, dont je ne dois pas parler, je donne alors au mot physiologie une acception plus restreinte, et je définis simplement cette science, l'étude animée de l'organisation. Cette étude se compose de la détermination précise des puissances, ou des facultés de l'homme ; et de la classification des fonctions ou des actes qu'il exécute en vertu de ces facultés. Ainsi ce chapitre sera divisé comme le précédent ; mais pour mettre tout l'ordre qu'il exige dans les développemens, je ferai l'histoire de la science de l'homme, sans avoir égard au temps où les auteurs ont vécu. Cette histoire aura cinq époques.

A R T. Ier.

Exposition des facultés de l'homme ou de la multiplicité des nomenclatures physiologiques.

L'HOMME n'est point né pour être un sujet éternel d'énigme pour lui-même. Ce langage ne peut effrayer que les hommes qui redoutent l'influence du progrès des lumières, ou qui sont intéressés à propager l'erreur. Mais le voile est déchiré sans retour ; la philosophie du dix-huitième siècle a opéré une révolution salutaire, et le siècle qui commence est si plein de cette fermentation de raison universelle dont parlait Duclos, que l'esprit humain ne peut plus rétrograder. Je puise sur-tout cette vérité consolante dans l'histoire des opinions émises sur la nature ou sur les facultés de l'homme dont je vais crayonner le tableau.

I.re ÉPOQUE.

Dans la plus haute antiquité, la nature de l'homme était une. Les philosophes ne voyaient dans l'économie animale qu'une seule puissance ou qu'une faculté, et il est remarquable que deux peuples célèbres se soient rencontrés pour en faire la base d'une croyance religieuse.

Chez les Grecs, c'était une opinion reçue que Prométhée forma les premiers hommes de terre et d'eau, et qu'il n'eut besoin que de feu pour leur donner la vie. Chez les Hébreux, un dieu descend du ciel ; il prend de l'argile : de son souffle il l'anime, et l'homme sort formé des mains du créateur. Par-tout je vois évidemment que la matière organisée ne diffère des corps inorganiques que par le *spiraculum vitœ* ou le *pabulum vitœ* ; et Hippocrate entendait par là un principe *simple* et multiplié dans ses effets qui préside à toute l'économie du corps, et qui y produit les contraires. Il fait la vie du tout et des parties ; ce sont ses propres mots.

II.e ÉPOQUE.

Mais on abandonna la simplicité d'Hippocrate et la clarté de Moïse. Stahl, précédé déjà par Aristote et Platon, soumit l'économie animale sous l'empire d'un ÊTRE prévoyant et sage qu'il regarda comme l'auteur de l'intelligence de l'homme, de ses facultés et de ses besoins. Dans cet arrangement, la vie ne fut que la puînée de l'ame, et dans sa chute elle se trouva heureuse d'être conservée du moins en qualité de servante pour exécuter les ordres qu'on voudrait lui donner (1).

Quand le souverain fut nommé, il fallut lui élever un trône; on le plaça dans le cerveau. Les uns cachèrent l'ame sous le pont de varole; les autres dans le cervelet. Ceux-ci la firent siéger dans la glande pinéale, etc. On semblait pencher pour ce dernier parti, lorsque le cerveau d'un bœuf qu'on trouva pétrifié, vint mal-à-propos contrarier le systême et obligea de l'abandonner. Les animistes humiliés, mais non vaincus, descendirent l'ame sur la région épigastrique, et crurent voiler leur ignorance en donnant à cet être le nom magique de grande-archée.

Buffon rajeunit cette doctrine, et lui donna par la hardiesse de son génie une grande impulsion. L'homme intérieur est *double*,

______

(1) L'ame, disait Aristote, est la première entéléchie du corps naturel organisé qui a la vie en puissance. (Barthez.) Stahl allait jusqu'à dire que l'ame avait soin d'envoyer la salive à la bouche, suivant que cela était nécessaire. (Bordeu.)

disait-il; il est composé de deux principes différens par leur nature et contraires par leur action. L'ame, ce principe spirituel, ce principe de toute connaissance est toujours en opposition avec cet autre principe animal et purement matériel. Le premier est une lumière pure qu'accompagnent le calme et la sérénité, une source salutaire dont émanent la science, la raison, la sagesse; l'autre est une fausse lueur qui ne brille que par la tempête et dans l'obscurité, un torrent impétueux qui roule et entraîne à sa suite les passions et les erreurs.

Grimaud approfondit ce système, et en fit la base de sa nomenclature physiologique. Dans ce système l'homme fut toujours un être *double*, mais gouverné par un sens vital extérieur et un sens vital intérieur. Il regarda la partie vraiment centrale du cerveau comme le *sensorium commune*, par rapport au sens vital extérieur, et l'orifice supérieur de l'estomac fut le *sensorium commune* appliqué à recevoir les impressions internes, et à régler l'ordre des mouvemens qui s'exercent dans l'intérieur du corps. Le premier met l'homme en relation avec tout ce qui l'environne: les actes du second échappent complétement à la conscience; la volonté n'exerce sur eux aucun empire. Ces deux sens *opèrent* tous les phénomènes qui se passent dans l'économie animale *à l'aide* de deux forces , dont l'une porte le nom de force motrice animale, et la seconde celui de force motrice tonique vitale.

Bichat a traduit dans un nouveau langage, comme il l'avoue lui-même , cette nomenclature physiologique ; mais il a le mérite d'avoir rempli le cadre dont Grimaud traça le canevas.

Suivant Bichat , l'homme est aussi doué de deux vies ; la vie animale et la vie organique. La première met l'homme en rapport avec les corps extérieurs ; elle se compose des actions des sens qui reçoivent les impressions ; du cerveau qui les perçoit , les réfléchit et prend la volition ; des muscles volontaires et du larynx qui exécute celle-ci, et des nerfs qui sont les agens de transmission. Le cerveau est vraiment l'organe central de cette vie (comme du sens vital extérieur), la digestion , la circulation , la respiration , l'exhalation , l'absorption , les sécrétions , la nutrition , la caloriffication composent la vie organique qui a le cœur pour organe principal et central , au lieu de l'estomac que Grimaud regardait comme l'organe central du sens vital intérieur.

Le professeur de Montpellier a donné deux formes différentes aux sens qu'il a admis. Bichat reconnaît également que les propriétés vitales se réduisent à celles de sentir et de se mouvoir , et que chacune d'elles porte dans les deux vies un caractère différent. Dans la vie organique, la sensi-. bilité est la faculté de recevoir une impression sans en avoir, ni en donner conscience (comme dans le sens vital intérieur.) Dans la vie animale, la sensibilité est la faculté de recevoir une impression , plus de la rapporter à un centre commun (comme dans le sens vital extérieur.) Il est donc , ajoute Bichat , une sensibilité organique et une sensibilité animale. Sur l'une roulent tous les phénomènes de la digestion , de la circulation, de la sécrétion, de l'exhalation, de l'absorption ; de la nutrition , etc. De l'autre découlent les sensations, la perception, ainsi que la douleur et le plaisir qui les modifient: c'est par-tout la même concordance et le même enchaînement de faits.

I I I.ᴇ ÉPOQUE.

Dans la troisième époque l'homme fut regardé comme un être *triple*. On reconnut en lui des esprits de trois sortes : les naturels , les vitaux et les animaux. Les premiers résidaient dans le foie , les seconds dans le cœur, et les troisièmes dans le cerveau. Les prêtres adoptèrent ce systême, et un évêque de France lui donna en 1621 un développement très-étendu.

L'homme , disait Coeffeteau, a l'ame végétante qui lui est commune avec les plantes : il a la sensitive qui lui est commune avec les brutes , mais il possède lui seul la raisonnable qui le distingue du reste des créatures. Les puissances de l'ame végétante sont principalement celle qui nourrit , celle qui contribue à l'accroissement , celle qui sert à la génération ; et celles-là ont pour *instrumens* de leurs actions d'autres puissances , comme la puissance d'attirer, celle de retenir, celle de digérer , etc. L'ame sensitive, comme plus noble , possède en elle-même la connaissance, et elle a en outre trois sortes de puissances : savoir , la faculté de connaître , la faculté de désirer , et celle de se mouvoir. La première est de deux sortes , extérieure, et intérieure. L'extérieure comprend les cinq sens, comme la vue, l'ouïe, le goût, l'odorat, et le toucher ; mais l'intérieure se *subdivise* en trois puissances , dont la première est appelée sens commun , comme étant le centre où affluent et se rendent les images qui lui sont envoyées par les sens. Ce sens commun reçoit non-seulement les images que les sens lui transmettent, mais encore il les compare , il les discerne , il les juge. La seconde puissance est l'imagination , et la troisième est la mémoire qui sert comme d'archive pour conserver les images des choses qui lui sont imprimées. Ainsi l'ame sensitive a huit facultés ; cinq intérieures et trois extérieures. L'ame raisonnable a deux puissances principales ; l'une douée de connaissance qui est l'entendement, et l'autre capable de désir qui est la volonté.

Ce système, très - bien ordonné, était oublié dans les écoles, lorsque Bordeu vint lui donner une nouvelle vie. Ce médecin rappela le triumvirat de l'ancienne physiologie, et il ne fit d'autre changement à la division des esprits que de transporter les naturels sur l'estomac, laissant les animaux siéger dans la tête, et les vitaux dans le cœur. Fouquet partagea dans la suite le même sentiment. Il regarda les esprits comme le trépied de la vie, et il leur donna le nom d'ame pensante, d'ame sensitive et d'ame végétative, comme l'a fait Coeffeteau.

IV.ᵉ ÉPOQUE.

On a vu dans la troisième époque, combien les philosophes, les médecins et les prêtres avaient multiplié le nombre des facultés de l'homme ou de l'organisation. Barthez parut au milieu du dernier siècle, et dans un ouvrage publié en 1773, il annonça que dans toute science naturelle, les hypothèses qui ne sont pas déduites des faits propres à cette science, devaient être regardées comme étrangères à la bonne méthode de philosopher. Il montra, d'après cette méthode, comment les sectes qui l'avaient ignorée, avaient retardé les progrès de la science de l'homme. Les animistes surtout furent l'objet de ses recherches, et il prouva que cette secte s'était éloignée de la bonne méthode de philosopher, l'expérience ne pouvant lier la cause des phénomènes qui s'exécutent dans le corps vivant, avec les facultés d'un être qui nous est défini par des notions métaphysiques et théologiques. Telle est, disait-il, la profonde obscurité de ces causes qu'à la naissance de la philosophie, Thalès donnait une ame à l'aimant, et que dans ce siècle même on a vu des philosophes soutenir qu'un corps ne peut être conçu en mouvoir un autre que par l'action de quelque être spirituel ; mais ces êtres fictices multiplient vainement le nombre des causes occultes, et ne peuvent être adoptés qu'en suivant de fausses idées qui nuisent aux progrès des connaissances humaines. Voulant donc diminuer le nombre de ces causes occultes, et donner à la science une face nouvelle plus lumineuse, le sujet principal de mes recherches doit être la connaissance des déterminations ou des lois du principe de vie dont il est animé.

J'appelle principe vital de l'homme, la cause qui *produit* tous les phénomènes de la vie dans le corps humain. Les différentes sectes des philosophes et des médecins ont toujours été partagées sur la question fondamentale concernant la nature du principe vital de l'homme ; savoir, s'il est un être distinct du corps et de l'ame. Hoffmann et d'autres, par exemple, ont dit que le principe de vie qui anime l'homme est d'une nature moyenne entre l'ame et le corps ; mais cet être *moyen* est un être de raison. La nature essentielle de ces deux substances fait qu'elles s'excluent nécessairement. Le principe de vie qui se manifeste dans les fonctions du corps humain doit être *conçu par des idées entièrement distinctes de celles qu'on a des attributs du corps et de l'ame.* J'ai publié, au commencement de 1773, un discours, *de principio vitali hominis*, dans lequel j'ai donné une ébauche de ma doctrine sur les forces du principe vital, et *j'ai fait voir* que ce principe *existe* indépendamment de la mécanique du corps humain et des affections de l'ame pensante. Cependant on doit se réduire à un scepticisme invincible sur la nature de ce principe dans l'homme ; et c'est en cela que ma doctrine diffère essentiellement sur les points les plus im-

portans de la physiologie de toutes les doctrines connues jusqu'à ce jour. En voici
le précis :

Il faut distinguer, dit M. Barthez, dans
le principe vital les forces sensitives d'avec
les forces motrices, parce que ces deux
sortes de forces produisent des effets entièrement dissemblables. Aucun sentiment ne
peut avoir lieu dans le corps vivant que
par l'opération des forces qu'y exerce le
principe de la vie. Je pense encore que
tous les mouvemens des muscles leur sont
imprimés par l'action immédiate du principe vital qui est présent à toutes les parties
vivantes des fibres musculaires. En établissant ainsi comment le principe vital fait
usage de ses forces sensitives et motrices
dans les solides du corps animal, il faut
de plus admettre que le principe vital
exerce dans les humeurs, et des forces sensitives, et des forces motrices ; enfin il faut
distinguer dans le systême entier des forces
du principe vital, et les forces que ce
principe fait agir à chaque instant dans tous
les organes, suivant qu'il est déterminé par
des causes qui lui sont inhérentes ou étrangères; et les forces radicales, ou qu'il a en
puissance, pour continuer l'emploi de ses
forces actives dans un rapport naturel avec
les causes déterminantes.

Application de cette doctrine à la physiologie.

· M. Barthez publia en 1774 un ouvrage ayant pour titre : *Nova doctrina de functionibus naturæ humanæ.* Cet ouvrage, divisé en seize chapitres, traite successivement de la digestion , de la circulation, du pouls, de la chaleur vitale, des sécrétions, de la nutrition , de la respiration, de la voix et de la parole , des fonctions génitales , de la formation de l'homme, des sens externes et des sens internes , du mouvement, du sommeil et de l'intelligence. Après cette nomenclature physiologique très-étendue, l'auteur passe aux développemens de chaque fonction en particulier, et il en donne l'*explication* la plus rigoureuse à la faveur du principe de vie. Je vais citer quelques exemples pour justifier cette assertion.

Dans le premier chapitre, M. Barthez commence par prévenir qu'il va faire remarquer certains phénomènes que l'on n'a point vu avant lui , touchant la mastication et la déglutition des alimens. Il rapporte les différentes opinions que des médecins avaient eues sur cette fonction importante ; mais il rejette absolument toute explication mécanique, hydraulique et chimique, et il dit que ces hommes ont perdu de vue la vraie ma-

nière d'expliquer ces phénomènes , parce
qu'ils ignoraient l'existence du principe vital.
Un fait bien simple , dit l'auteur de la nouvelle doctrine, prouve qu'il est nécessaire
du concours des forces du principe de vie ,
pour que la fermentation digestive ait lieu.
Si vous abolissez, par exemple, la faculté
sensitive du principe vital dans un estomac
plein d'alimens , soit par une forte dose
d'opium ou par la ligature de la huitième
paire des nerfs, la digestion ne peut plus
se faire , et les alimens passent à une fermentation particulière. Il est donc évident
qu'il faut recourir aux forces sensitives du
principe vital ; car ce principe refuse de
convertir les alimens en notre propre substance , ou de les animaliser selon que la
sensibilité varie chez les divers individus.
C'est toujours d'après un *choix réfléchi* que
le principe vital appéte ou dédaigne de
digérer les alimens introduits dans l'estomac,
qu'il abandonne les uns et qu'il *cuit* d'autant
plus parfaitement les autres , que ceux-ci
sont plus de son goût. Quand le principe
vital a digéré les alimens , on voit alors
un mouvement intestin donner naissance
à de grands phénomènes , tels qu'une aug-
mentation de chaleur et un trouble dans
les fonctions : et ces phénomènes qui déro-
gent aux lois chimiques, S'EXPLIQUENT ,

sans

sans difficulté, *par les lois seules du principe de vie*. Enfin, quand la digestion est achevée, le principe vital ouvre le pylore et pousse le résidu dans les gros intestins, etc.

Le principe vital est l'agent immédiat de la circulation. La théorie d'Harvée, quoique très-ingénieuse pour expliquer le mouvement progressif du sang dans les vaisseaux les plus éloignés du cœur, est insuffisante. Vainement en chercherait-on la raison dans les lois hydro-dinamiques et chimiques. Un tel problême est *insoluble* pour elles, tandis que rien n'est plus facile à concevoir que le mouvement progressif du sang lui est imprimé par l'action immédiate du principe de vie.

Le pouls est produit par un mouvement péristaltique très-rapide, que le principe vital répète successivement en *allant* du cœur vers les extrémités du systême artériel.

La théorie des sécrétions n'est pas plus difficile, et quoique la cause de leur variété paraisse un *mystère*, néanmoins on les *explique*, d'après les lois primordiales que le principe vital possède dans chaque organe sécrétoire. La liqueur séminale, par exemple, n'est sécrétée dans les testicules que parce que le principe de vie l'y dirige lui-même ; et l'érection de la verge et celle du mamelon ne peuvent avoir lieu sans son action immédiate, ou sa permission ; cela revient au même. Enfin, le principe de vie étend son empire jusque sur le domaine de la pensée ; et c'est d'après l'influence qu'il exerce sur l'intelligence même, que l'on peut trouver l'art d'améliorer les hommes et de régler les mœurs, etc.

Application pathologique.

La doctrine barthésienne s'applique également à la pathologie.

Souvenez-vous, disait Barthez, de la distinction des forces du principe de vie, et vous *comprendrez* la série bizarre des mouvemens que le principe vital peut concevoir dans la production de *chaque* maladie. Bien plus, c'est à la considération de ces mouvemens du principe vital, que doivent se rapporter *toutes les méthodes curatives possibles.* Cette doctrine s'étend à tout.

V.ᵉ ÉPOQUE.

La création des écoles centrales est une époque célèbre dans l'analyse de l'esprit humain. Un professeur d'idéologie, profond dans la philosophie des sciences et médecin lui-même, devait naturellement soumettre à l'analyse une doctrine qu'on professait sous ses yeux, et qui donnait *la clef* de tous les phénomènes. Draparnaud fut donc le pre-

mier qui attaqua la doctrine barthésienne,
et qui la sapa dans ses fondemens.

De l'impuissance où nous sommes encore,
disait ce professeur, de bien connaître la
nature des phénomènes de la vie, sont nés
mille systêmes divers qui tous ont plus con-
tribué à la célébrité de leurs auteurs qu'à
l'avancement de la science. Je passerai sous
silence tous ces systêmes vains, produits
de l'imagination qui ne reposent que sur
des données •incomplètes ou inexactes, et
sur un très-petit nombre d'observations prises
dans la seule histoire de l'homme, et non
dans l'ensemble des êtres vivans. Triom-
phans quand ils attaquent, faibles lorsqu'ils
se défendent, ils se détruisent les uns les
autres, et n'ont pas besoin de réfutation. Je
ne dirai qu'un mot de celui qui regarde ,
comme la cause de la vie, un principe
inconnu et purement hypothétique, qu'il
assimile à l'ame, ou au principe pensant
auquel il attribue une existence tout aussi
réelle. Mais ce principe vital ne peut être
qu'un principe matériel et existant par lui-
même ; car quelle nécessité d'animer la
matière par la matière. Il ne peut donc
être qu'un principe abstrait, qu'un nom
générique sous lequel on a classé des phénomènes du même ordre, et qui est tout
aussi insuffisant pour les expliquer que

pour les produire. Est-ce en effet expliquer un phénomène que de le rapporter à une cause occulte dont on suppose l'existence, et dont on ne peut assigner ni la nature, ni le mode d'action ; et connaîtrons - nous mieux les phénomènes de la vie, quand nous aurons dit qu'ils sont produits par l'action du principe vital (1).

La vie n'est donc que le résultat de l'organisation, ou pour mieux dire, ce n'est que l'organisation elle-même, et ·tous les êtres organisés sont aussi des êtres vivans ; c'est donc en étudiant avec soin le mécanisme de l'organisation que nous pourrons parve-

----

(1.) Je dois ajouter qu'à cette époque intéressante pour l'histoire de la philosophie de l'homme, on vit des barthésiens se replier sur eux-mêmes, et se qualifier de simples vitalistes. Cela était adroit. Mais un vitaliste ne voit dans l'homme que vie ou organisation. Un barthésien, au contraire, croit que cette propriété est insuffisante pour concevoir et expliquer les phénomènes vitaux. En conséquence il a recours à un ÊTRE, *distinct de l'ame et du corps*, qu'il appelle nécessairement principe de vie, et qu'il définit : *la cause qui produit tous les phénomènes de la vie dans le corps humain.* On ne peut plus se faire illusion sur ce point ; et la vie se suffit à elle-même pour opérer les phénomènes qui distinguent les corps bruts des corps organiques ou vivans.

nir à connaître les ressorts cachés de la vie.
C'est par le seul secours de l'anatomie, de
la chimie, de la physique et de l'observation
des divers êtres vivans, que nous pourrons
parvenir à ce but.

S'il y avait une doctrine, ajoutait Draparnaud, qui dît aux hommes, « vous ne
pourrez jamais parvenir à connaître ce que
c'est que la vie et la nature des phénomènes
qui la constituent. L'anatomie, la physique, la chimie..... sont entièrement étrangères à la science de l'homme et des êtres
vivans, et leurs applications sont toujours
inutiles et souvent dangereuses. » Pensez-vous
qu'une telle doctrine ne tendrait point à
paralyser nos facultés intellectuelles et à
retarder infiniment les progrès des connaissances, sur-tout si à l'aide de ce mot principe vital, elle avait la prétention *d'expliquer*
tous les phénomènes, et si en traduisant
dans un nouveau style les faits depuis long-
temps connus, elle semblait réellement les
expliquer aux yeux du vulgaire.

Si au contraire il y avait une doctrine qui
nous dît : toutes les branches des connaissances humaines se réunissant à un tronc
commun, exercent les unes sur les autres la
plus active influence et concourent à se perfectionner mutuellement. Il n'y a point de
science que l'on puisse regarder comme essen-

tiellement libre et indépendante des autres; et la physique, la chimie, l'histoire naturelle, la médecine, ne sont que la nature considérée sous ses différens aspects. Livrez-vous avec zèle à l'observation et à l'expérience, et ne vous reposez pas sur de vains mots pour l'interprétation de la nature. Entourez-vous de tous les secours que les diverses sciences peuvent vous observer; faites plus de cas de l'autopsie modeste, mais toujours sûre, que de l'érudition bruyante, mais souvent trompeuse. Étudiez les anciens, et croyez qu'en fait de sciences physiques, les modernes sont infiniment supérieurs ; car c'est eux en effet qui sont vraiment les anciens dans l'âge du monde. Croyez que la perfectibilité de l'homme est *indéfinie*, que les progrès des sciences sont illimités, et qu'il n'est rien dans la nature dont on ne parvienne un jour à connaître les causes. Mais ne prononcez point avant d'avoir bien observé, et soyez toujours dociles à rejeter nos anciennes opinions lorsqu'il sera prouvé qu'elles sont erronées, et à adopter les nouvelles quand elles seront plus exactes. Une telle doctrine n'est-elle pas plus conforme à la vraie manière de philosopher? N'est-elle pas plus propre à accélérer les progrès des connaissances et le perfectionnement de l'esprit humain ?

Ce tableau que Draparnaud présentait avec feu à la méditation des élèves, lui fit en peu de temps de chaleureux disciples, et il eut la satisfaction de les voir, pendant sa vie, propager ses principes dans des dissertations académiques, et attaquer la doctrine barthésienne jusque dans le sein de l'école de Montpellier.

Dans le même temps, M. Cabanis suivait à Paris l'impulsion de son génie, et ramenant les sciences morales aux lois fondamentales de l'organisation et aux phénomènes directs de la sensibilité, pour marquer les points fixes d'où l'on doit partir dans toutes les recherches qu'elles peuvent avoir pour but, il proclamait comme une vérité éternelle que ce n'est qu'en s'appuyant sur la nature constante et universelle de l'homme, qu'on peut espérer de faire dans ces sciences des progrès véritables, et que, ramenées à la condition des objets les plus *palpables* de nos travaux, elles peuvent, par la sûreté reconnue des méthodes, offrir un certain nombre de résultats évidens pour tous les esprits.

Au milieu de cette fermentation, la secte barthésienne menaçait néanmoins de dominer encore à Montpellier, quand le Boerhaave de cette école, appliquant le premier, d'une manière générale, la chimie pneumatique à l'art de guérir, développa, avec son éloquence ordinaire, l'essai d'un système chimique de la science de l'homme.

Dans la théorie dominante des écoles, disait ce professeur, on nous parle diversement du principe de vie, de la nature ; mais quel est ce principe aux lois despotiques duquel l'économie animale est soumise ? Quel est cet agent mystérieux, être métaphysique, relégué à l'extrémité du domaine de la pensée, dont la volonté fait toute la force, qui, distinct de l'ame et du corps, régit également les solides et les humeurs, est l'arbitre de la santé, le réparateur des désordres morbifiques, agit d'après des lois inconnues ou supposées, et dont on invoque la puissance et la nécessité primordiale dans les cas nombreux qui se refusent à toute explication, ou qui irritent par les contradictions les plus apparentes.

Il est donc vrai que dans les systèmes de médecine les plus ingénieux, on a à désirer une théorie plus claire, plus persuasive, une doctrine qui parle aux sens, et qui par là même s'accompagne d'un degré plus ou moins fort de conviction. Si une doctrine pareille venaït s'offrir à l'homme avide de connaissances réelles, s'il croyait la puiser dans l'une de ces sciences dont l'union avec la médecine a jusqu'ici été dédaignée, mais dont les grands principes reposent sur la triple base de l'analyse , de l'observation et de l'expérience , sans doute il ne lui serait plus permis de balancer entre un système qui paraît offrir véritablement la raison du perfectionnement de l'art de guérir, et des doctrines plus ou moins heureuses , mais propres à entraver les grandes destinées de la médecine.

Tout a imprimé à la chimie du 18.me siècle l'empreinte la plus auguste , et témoin de l'utile et heureuse révolution que cette science a subie , comment n'aurais-je pas désiré qu'elle devienne la cause de l'instrument de celle que la médecine me paraît avoir besoin d'éprouver ?

Pour opérer cette révolution , et établir les bases d'une *zoonomie philosophique* , M. Baumes s'attache à déterminer les élémens qui entrent dans l'organisation ; et d'après l'état actuel de la science, il les réduit aux suivans : le calorique , l'oxigène , l'hydrogène , l'azote et le phosphore. Ces élémens réunis par l'affinité vitale , ou la vie , avec les solides et les fluides , forment des mixtes élémentaires, des composés primitifs , et un tout organique et vivant ayant des facultés , et exerçant des fonctions dont les effets sont relatifs à sa structure. Mais il n'existe que cinq élémens prédominans : il ne peut donc y avoir que cinq facultés différentes et cinq ordres de fonctions. Ces facultés se nomment caloricité , oxigénicité , hydrogénicité , azoticité et phosphoricité. Les fonctions portent conséquemment le nom de calorification , d'oxigénation, d'hydrogénation, d'azotation et de phosphoration.

Tel est le précis historique de la révolution qui s'est opérée en médecine au commencement du 19.me siècle (1). Mais cette

____

(1) Il paraît que sur la fin de sa vie , M. Barthez a été très-sensible au renversement de sa doctrine. Cette induction se présente d'elle-même , quand on voit que M. Barthez a consacré une note *supplémentaire* , dans la 2.me édition des nouveaux élémens de la science de l'homme , pour peindre les médecins philosophes du 19.me siècle , comme des auteurs qui *croient* qu'on a des idées suffisantes sur les forces productrices de toutes les fonctions du corps humain vivant , dès qu'on a dit que ces fonctions sont opérées par l'organisation. C'est bien évidemment M. Barthez qui *voulait* , depuis quarante ans , que l'on eût des idées suffisantes sur la physiologie et la pathologie de l'homme , dès qu'il avait *tout* expliqué par le principe vital.

Au demeurant, personne au monde ne rend plus de justice que moi au vaste savoir de M. Barthez, et si malgré cette déclaration formelle , les sectaires d'un homme qui n'est plus , pouvaient blâmer mon examen critique du barthésianisme, je leur citerai ce passage d'un entretien célèbre , entre le recteur de l'université de Leipsick et NAPOLÉON I.er : « SIRE , révolution a vu naître une doctrine *modifiée*, dans laquelle on a fondu le barthésianisme avec l'organisme et le chimisme. Le développement de cette doctrine se lie donc nécessairement avec l'époque que je dessine à grands traits.

Nos recherches, dit M. Dumas, ne peuvent rien nous apprendre de la cause première qui enveloppe elle-même l'existence de toutes les productions naturelles que nous sommes réduits à observer. Notre esprit se fatigue en vain pour concevoir leur essence ; il nous est défendu de les pénétrer..... Mais dans un calcul analytique, où il y a nécessairement des inconnues qui balancent les données, il fallait pouvoir exprimer ces inconnues d'une manière abstraite, indéterminée qui facilitât cependant les moyens d'en faire ressortir la valeur. La première chose qui nous frappe, lorsque nous venons à étudier les êtres vivans, c'est la différence qui les sépare des êtres morts et inanimés : toute la science physiologique se borne à développer cette différence. Pour la trouver nous la supposons, sans la connaître, exprimée

---

dit Erhard, tous nos efforts sont dirigés contre la tyrannie de l'esprit de secte. » En cela vous faites fort bien, répondit l'EMPEREUR ; c'est aussi mon opinion.

par un principe quelconque qui existe dans les êtres vivans, et n'existe pas dans les morts ; car il est évident que leur différence réelle doit être prise de quelque chose qui se trouve chez les uns et ne se rencontre pas chez les autres : ce quelque chose nous l'appellerons ame, archée, esprit, principe vital X. Y. Z. comme les quantités inconnues des géomètres. Peu importe ; il ne nous reste qu'à déterminer la valeur de cet inconnu dont la supposition facilite, abrége le calcul des phénomènes que nous connaissons et de ceux que nous cherchons à connaître. Supposons qu'après avoir introduit cet inconnu dans nôtre méthode, nous voulions analyser une fonction, et prenons la digestion pour exemple.

Les alimens sont reçus dans l'éstomac ; ils y arrivent broyés par les dents, liquéfiés par la salive ; ils sont dissous par les sucs gastriques. Retenus par la contraction fixe de l'estomac, ils éprouvent un commencement de fermentation ; mais ils cèdent bientôt à une altération vitale qui arrête la première. Ils sont chassés de l'estomac dans les intestins. Cette expulsion est plus ou moins rapide ; elle est influencée par l'habitude, subordonnée à certaines lois d'appétit ou de répugnance ; il résulte enfin une liqueur émulsive, douce, sucrée, capable de nourrir le corps animal et de réparer ses pertes. Les lois de la physique, de la chimie, paraissent bien dans la trituration, la dissolution la fermentation des alimens; mais elles sont nulles dans tout le reste, et cela nous fournit de nouvelles données qui commencent à fixer la valeur de notre inconnu.

Ainsi le corps vivant, ajoute M. Dumas, a des qualités qui lui sont propres. Il en a qui lui sont communes avec le reste de la matière. Les actes ou les phénomènes, par lesquels il manifeste ces deux ordres de qualités, sont donc eux-mêmes de deux sortes, c'est-à-dire qu'ils sont particuliers à l'état de vie, ou bien qu'ils se trouvent dans toutes les choses existantes. Ceux-ci émanent des lois générales de la matière, et se confondent avec les phénomènes de la nature universelle : ce sont des phénomènes purement physiques ; ils dépendent de la structure des organes de leur configuration, de leur forme ; je les appelle des phénomènes *organiques*. Les autres découlent des lois spéciales qui gouvernent les êtres doués de vie, et ne résultant point de tel ou tel mode d'organisation, l'organisation seule n'a pas même la puissance de les produire ; ce sont des phénomènes *hyper-organiques*, ou vitaux.

Dans les phénomènes organiques, par exemple, les membranes et les humeurs assemblées dans l'œil portent nécessairement les rayons lumineux sur la rétine : l'oreille accumule et propage la matière du son ; mais ce n'est qu'à la faveur des phénomènes hyper-organiques que l'animal perçoit l'impression de la lumière et la sensation des couleurs , qu'il entend et distingue les sons. Dans la nomenclature physiologique, il n'y a donc d'autre règle à suivre que d'exposer les faits suivant l'ordre de leur similitude et de leur dissemblance. On placera parmi les phénomènes physiques tous ceux qui en portent le caractère ; parmi les phénomènes organiques ceux qui en expriment les traits ; et parmi les phénomènes vitaux ceux où la vitalité sera bien évidemment prononcée. D'après cela, il y a dans l'animal des phénomènes purement physiques ; il y en a de simplement organiques , et il est des phénomènes hyper-organiques ou vitaux.

Cependant *ces trois forces* qui répondent aux phénomènes de l'assimilation , du mouvement et du sentiment , ne *comprennent point* certaines opérations qui se passent dans les corps doués de vie , et qui demandent conséquemment une *quatrième force*. Je désigne ces quatre puissances par les noms arbitraires et convenus de force sensitive , de force contactile ou motrice, de force assimilatrice , et de force de résistance vitale. La première embrasse les propriétés qui causent le sentiment ; la seconde celles qui produisent le mouvement ; la troisième celles qui opèrent la nutrition ; et la quatrième comprend celles qui maintiennent le corps animal ou ses parties dans une situation fixe et permanente.

A R T. I I.

Examen des avantages et des inconvéniens de la multiplicité des nomenclatures physiologiques.

Pour déterminer quels sont les avantages et les inconvéniens de la multiplicité des nomenclatures physiologiques dont je viens de tracer le tableau, je vais examiner en principe si l'homme est doué de deux vies, s'il existe deux sortes de sensibilité, et si le *moi* est indépendant ou non de l'organisation. Cette matière est sans doute abstraite et difficile ; mais je tâcherai d'être clair et sur-tout méthodique en la développant.

Hippocrate disait que la vie est un cercle où l'on ne peut trouver ni commencement ni fin , parce que dans un cercle tous les points de la circonférence peuvent être fin ou commencement. Cette difficulté n'arrêta point Stahl. Ce médecin crut pouvoir definir la vie , la faculté que possèdent des corps corruptibles par eux-mêmes de résister pour un certain temps à l'action dissolvante des milieux dans lesquels ils vivent. M. Dumas a donné à cette faculté le nom de force de résistance vitale , et Bichat l'a généralisée en ces termes : La vie est l'ensemble des fonctions qui résistent à la mort. Mais cette définition n'est que *relative* , et ne donne de la vie qu'une idée très-imparfaite. Elle ne comprend point par exemple , l'ensemble des fonctions qui me font digérer , l'ensemble des fonctions qui me font renaître , croître , penser , etc. Chacune de ces fonctions étant aussi essentielle que la première , une définition doit les embrasser toutes , si l'on veut donner une idée de la totalité de la vie ; et si cette définition est impossible , on doit du moins l'énoncer en ces termes , comme l'a fait M. Richerand : la vie est l'ensemble des propriétés et des lois qui régissent l'économie animale.

Brown n'a pas moins erré sur les propriétés de la vie , quand il a cru que les corps vivans ne différaient des corps morts que par la susceptibilité d'être affecté par les choses externes , et que l'excitabilité ou l'incitabilité était conséquemment l'attribut exclusif de la vie. Otez ces influences , dit Brown , ou ces choses externes , la vie cesse inévitablement.

inévitablement. Mais la pensée et la reproduction ne sont point les attributs des corps
inorganiques. Dans un membre paralysé,
l'excitabilité est anéantie et cependant il vit.
Lorsque les quadrupèdes des ovipares, dit
M. de Lacépède, gagnent leurs retraites
obscures pour y jouir d'une température
moins froide, et y conserver pendant quelques momens un reste de chaleur prête à
leur échapper, ils s'endorment d'un sommeil
profond ; ils tombent dans un état de mort
apparente, et cette torpeur est si grande
qu'ils ne peuvent être *réveillés* par aucun
bruit, par aucune secousse, ni même par
des blessures. Ils passent inertement la saison
de l'hiver dans cette espèce d'insensibilité
absolue, où ils ne conservent de l'animal
que la forme, et seulement assez de mouvement intérieur pour éviter la décomposition
à laquelle sont soumises toutes les substances organisées, réduites à un repos absolu.

Les browniens cependant ne se décou-
ragent point, et M. Pitaro nous annonce
qu'un professeur de Naples a sur l'excitabilité des idées si claires, qu'en examinant
avec soin la cause de *l'ensemble de circonstances particulières qui a lieu dans
les êtres organisés*, (nous copions à la lettre)
et qui décide de leur existence individuelle,
il en a tiré des conséquences si solides et

si bien appuyées par les faits qui les accompagnent , qu'il s'est retrouvé dans la
favorable circonstance de concevoir , par
ce moyen , la *véritable théorie de la vie* ,
de l'adapter à l'état actuel de nos connaissances physiologiques , et d'appuyer sur elles
les plus solides fondemens de la physique
de l'homme.

Je lis enfin , dans un écrit périodique ,
l'annonce d'un cours de physique vitale ,
dans lequel on se propose de découvrir
quelles sont la nature et les causes de la
vie , et les moyens de la prolonger. En
cherchant la solution de ces grands pro-
blêmes , M. Durand a vu qu'entre les faits
nombreux qui composent la vie chez tous
les êtres qui en jouissent , le principal est
celui-ci: tous les êtres vivans, végétaux et animaux, se nourrissent , et en se nourrissant leur
substance devient continuellement plus *terreuse*. Quelle est la cause de ce fait ? La voici :
l'animal dès sa naissance appète les alimens
avec l'avidité la plus grande, et les élaborant
par la digestion, il combine avec toute sa
substance une portion de leur terre. Dans
le cours de sa vie, il appète sans cesse de
nouveaux alimens ; et de ces substances
élaborées , il s'approprie toujours de nouvelles portions de leur élément terreux.
Cet élément qu'il combine avec soi est le

but de son amour pour les alimens. La terre des alimens est donc l'objet secret et véritable de l'appétit des animaux ; à mesure que l'animal s'en pénètre, Il continue à l'appéter, mais avec une vivacité qui va toujours en diminuant, jusqu'à ce qu'enfin sa substance en soit chargée et soit complétement saturée de terre. La *terréïfication* va toujours en s'augmentant jusqu'à la mort. D'après ces considérations , l'auteur conclut que la vie animale est la tendance active à la saturation terreuse , laquelle est causée par la loi de la faim ou appétence universelle.

Mais la vie est aussi une tendance vive à la copulation , laquelle est causée par la loi de reproduction pour la conservation de l'espèce. Elle est encore une tendance active du génie à la propagation des lumières, et à la création des beaux-arts pour le bonheur des peuples et la perfectibilité indéfinie. Cette définition n'est donc pas plus heureuse que celle de Brown ni de Bichat.

M. Durand n'est pas mieux fondé lorsqu'il pense que sa théorie est entièrement nouvelle. Un professeur du premier ordre de l'école de médecine de Strasbourg, a depuis long-temps exposé les mêmes idées, et notamment dans son introduction à l'étude

de la physique , de la chimie et de la médecine. L'assimilation, dit M. Masuyer, est le
phénomène le plus distinctif de la vitalité. Je
regrette infiniment, ajoute ce professeur, que
les bornes d'un discours, tel que celui-ci, ne
me permettent pas d'entrer dans les recherches
qui se présentent à nos regards ; nous verrions que la seconde partie de cette introduction est naturellement divisée en deux
sortes de recherches : les unes directes sur
les moyens que la nature peut employer
pour préparer les germes ou les mixtes
susceptibles des phénomènes de l'assimilation;
et je commencerais par l'exposition des phénomènes du règne inorganique , qui ont
le plus d'analogie avec ceux que nous présente l'être qui assimile et se reproduit.
Nous verrions ensuite dans le règne organique ceux des phénomènes de ce règne
qui ont le plus d'analogie avec ceux du
règne inorganique : nous tâcherions d'en
déduire quelques conséquences sur les causes
de la *propriété assimilatrice*, ou de la vie.

Il est impossible de définir la vie dans
l'état actuel de nos connaissances; cependant
il est nécessaire, pour la discussion de notre
sujet , de fixer les idées sur ce qu'on doit
entendre par organisation, et sur l'acception
de la vie. Entrons dans nos développemens.

Tout ce qui entre comme élément dans

la composition d'un corps, et la forme que prend ce corps, est ce que je nomme organisation ; par cela seul qu'un corps est organisé, et qu'il vit ; car ces deux conditions sont inséparables, Chaque molécule de ce corps contient en soi la raison suffisante de son existence. La somme de ces raisons est ce que j'appelle vie.

· La vie est donc une idée abstraite que je compose de la réunion de quelques propriétés , ou de certains phénomènes que j'aperçois dans un corps. Si ces phénomènes · ne sont pas bien tranchans , je demeure indécis sur l'existence absolue de ce corps , et j'ignore conséquemment le rang qu'il occupe dans l'échelle des êtres.

Tout corps organisé produit des phénomènes. Ces phénomènes ont une cause ; mais cette cause réside dans chaque molécule de ce corps ; elle naît en un mot de l'organisation même. Lorsque je prends une pièce d'aimant , et que je la divise en molécules très-petites , chaque molécule a toujours une force quelconque. Or si l'on ne peut point physiquement abstraire la vertu magnétique de l'aimant d'avec ses molécules, on ne peut pas *séparer* non plus la force vitale , ou la vie , des molécules du corps organisé , parce que ce corps cesserait d'être.

Tout comme le physicien ne suppose point

dans l'aimant une cause première. des phénomènes d'attraction et de répulsion que
l'aimant développe à l'extrémité de ses pôles,
de même aussi le physiologiste ne doit pas
supposer dans l'organisation une cause première des phénomènes de la vie, puisque
la vie est inhérente à chaque molécule
du corps, et que ces molécules portent en
elles la raison suffisante et nécessaire de la
production de ces phénomènes.

La vie est donc, comme le disait Draparnaud, le résultat de l'organisation, ou
pour mieux dire, c'est l'organisation elle-
même. Cette définition a deux avantages.
Elle ne donne point une idée restreinte des
propriétés de la vie, et elle indique en
même temps que cette vie est *une.* Sans
doute que les organes dont l'homme est
composé ont les uns plus et les autres moins
de vie ; mais la vie générale, a dit Bordeu,
n'est que le résultat ou la somme des vies
particulières à chaque organe. On ne peut
pas opposer une autorité plus grave contre
la division de Bichat.

Mais ce qui prouve encore mieux le vague
de cette division des deux vies, c'est qu'elle
n'a de force qu'autant que l'on admet le
partage de la sensibilité, en animale et
en organique ; or je vais démontrer,
même d'après Bichat, que la sensibilité est

une et indivisible dans l'organisation ; qu'on ne peut point en reconnaître deux espèces.

J'établis en principe que la vie est indépendante de la sensibilité, parce qu'il existe des corps qui, quoique doués de vie, sont tout-à-fait privés de sensibilité. La coupure des êtres organiques en deux grandes classes, offre déjà une preuve physique de mon assertion ; mais je vais la rendre plus manifeste, en prenant des exemples parmi les animaux qui occupent le premier rang parmi les corps vivans.

Quel est le caractère d'un être que l'on appelle sensible ? C'est celui qui, placé sur la scène du monde, contemple des yeux le magnifique spectacle de la nature. Il touche, et reconnaît les corps qui sont autour de lui. Il odore les uns, il savoure les autres ; et, frappé de s'entendre appeler par un être, sensible comme lui, il lui répond, et sent doubler son existence.

Le crétin est privé de tous ces attributs. Il est sourd et muet. Ses yeux sont fixes et hagards. Il ne distingue ni les couleurs, ni les distances. Il est insensible au froid, au chaud, à la vermine ; il ne craint pas même des coups qui seraient insupportables à tout autre. Il ne sait éviter ni les obstacles, ni les dangers. Il fait sous lui ses excrémens et se couche dessus, ce qui prouve jusqu'à quel point son odorat est insensible. Privé de l'instinct des bêtes qui choisissent leurs alimens, non-seulement il ne reconnaît point leurs qualités délétères , mais encore il mourrait de faim , si on ne prenait soin de lui. Malgré tant de bienfaits , cet homme (car il en est l'image) est indifférent à tout ce qui l'environne, et ne reconnaît point la main qui le nourrit : et cette main lui enfonce les élémens liquides jusque dans le gosier! Un tel homme véritablement est tout-à-fait insensible.

Tout-à-fait , dira-t-on , n'est pas le mot propre, si, d'après M. Cabanis, il peut y avoir sensibilité sans sensation. Cette objection n'est point fondée ; car , ajoute M. Cabanis , pour supposer qu'un être sent , il faut nécessairement lui prêter un *moi.* Or, qu'est-ce qu'une sensibilité qui ne donne point à un être le sentiment de son existence, et où le moi est tout-à-fait *nul*? Si vous entendez par sensibilité sans sensation ce que Bichat a traduit par sensibilité organique, l'objection paraît spécieuse ; mais elle confirme de nouveau que le crétin est privé de la sensibilité animale, et qu'il n'a point de moi.

Malgré ces faits, il reste certain , dit M. de Tracy, que notre organisation produit beaucoup de mouvemens apparens, et un bien plus grand nombre de mouvemens internes, qui n'ont pour cause immédiate aucun corps étranger au nôtre, et que plusieurs de ces mouvemens produisent en nous le phénomène que nous appelons sentir.

Mais les plantes ont un grand nombre de mouvemens internes et de mouvemens externes très-apparens; cependant ces mouvemens ne décèlent ni moi, ni sensibilité. On ne peut même supposer rien d'analogue dans les plantes, l'anatomie n'ayant point découvert chez elles un système musculaire, ni un système nerveux. C'est en partant de ce fait anatomique, que l'on refuse aux zoophites l'existence d'un moi.

Ce phénomène que vous avez appelé sentir, n'est donc pas le même que cette propriété de notre être, en vertu de laquelle nous recevons des impressions de beaucoup d'espèces, et nous en avons la conscience. Cela mérite d'être distingué. Que ce soit par nos nerfs que nous sentons, et que toutes les fois que nous avons une perception, quelle qu'elle soit, ce soit toujours en vertu d'un mouvement quelconque, opéré dans l'intérieur de ces nerfs, ou de quelqu'un des principaux points dans lesquels ils se réunissent: on ne le conçoit pas différemment. Mais transporter ce mouvement hors des nerfs, et dire que la faculté de sentir et celle de nous mouvoir, que vous définissez, (ce pouvoir que nous avons d'exécuter une infinité de mouvemens tant internes qu'externes, et dans lesquels rentrent nécessairement ceux de nutrition et d'assimilation), sont dans la réalité deux phénomènes *inséparables*, et ne peuvent exister l'un sans l'autre, c'est avancer une doctrine qui détruirait les bases de l'idéologie, si elle n'était heureusement contredite par les faits physiologiques bien observés.

Je soutiens que cette doctrine est contraire aux faits physiologiques, et j'en ai la preuve dans l'absence du moi chez les plantes, dans le zoophite et le crétin. Je la trouve jusque dans moi-même. Je ne sens point comment la digestion s'opère ; cependant de grands mouvemens ont lieu dans mon estomac et dans les intestins. Je ne sens pas mon sang circuler dans mes veines, ni l'urine qui filtre dans mes reins. Le poumon et le cerveau ont aussi des mouvemens isochrones que je n'aperçois point.

Cette doctrine détruirait les bases de l'idéologie, si les mouvemens qui s'opèrent dans l'organisation, et qui n'ont pour cause immédiate aucun corps étranger au nôtre, produisaient en nous le phénomène que nous appelons sentir. On serait conduit, d'après ce principe, à admettre l'existence des idées innées, puisqu'on pourrait placer chez l'homme un second moi qui ferait le pendant de celui qui prend connaissance des idées acquises par les sens. Mais cela n'ayant pas été l'intention de M. de Tracy, ce phénomène sentir n'est alors qu'une sensibilité sans sensation ; or il me reste à prouver que la sensibilité organique n'est la source d'aucune perception, ni d'aucun mouvement.

Cependant, dit Bichat, dans la vie organique, la sensibilité est la faculté de recevoir une impression. Voulez-vous savoir quelle est cette impression ? L'estomac est sensible à la présence des alimens, le cœur à l'abord du sang, le conduit excréteur au contact du fluide qui lui est propre; mais le terme de cette sensibilité, ajoute Bichat, est dans l'organe même : elle n'en *dépasse* pas les limites... Voilà donc une nouvelle preuve que les mouvemens intérieurs qui s'opèrent dans l'organisation ne produisent point ces phénomènes que l'on appelle sentir. Il n'existe ici tout au plus qu'une sensibilité sans sensation. Mais si le moi n'a nulle perception de cette sensibilité, qui me donnera des preuves de son existence ? en appellerons-nous aux expériences de Bichat? Cet anatomiste déclare que les nerfs de la vie organique sont d'une ténuité telle qu'il est *impossible* de les soumettre à aucune espèce de réactif. Si l'on extrait une anse d'intestin par une petite plaie à l'abdomen, l'irritation de la couche soumuqueuse du côté des vaisseaux, n'est presque pas ressentie, quoique beaucoup de nerfs des ganglions se trouvent en cet endroit. J'ai eu une infinité d'occasions, ajoute Bichat, d'agir de différentes manières sur la carotide à laquelle le ganglion cervical supérieur fournit en haut des branches : or tant que je ne touchais pas le nerf vague, l'animal restait calme ; *il ne ressentait rien.* Enfin on peut *couper* ces nerfs ou les irriter, sans anéantir ou sans précipiter le mouvement des muscles auxquels ils vont se rendre. La sensibilité organique est donc une chimère, puisqu'elle n'est la source d'aucune perception ni d'aucun mouvement.

Mais la colique est le mal d'estomac ; les plaisirs que causent les sécrétions naturelles sont bien évidemment des sensations intérieures : à quel sens faut-il les rapporter ? Cette question paraît difficile, parce que M. de Tracy borne le sens du toucher aux nerfs de toutes les parties de la surface de notre corps ; mais comme le physiologiste étend le sens du toucher aux nerfs de toutes les parties de l'intérieur du corps ou de la surface invisible. On conçoit alors comment le *moi* distingue indifféremment une sensation de chaleur à la main ou dans

l'estomac. Toutes les sensations sont intérieures pour lui, ou en d'autres termes, les
sensations externes et internes vont au même
centre et n'ont qu'un seul moi.

Que la sensibilité réside dans les nerfs et
ne forme point un être distinct de l'organisation, j'ai pour le croire des preuves histo-
riques, des preuves d'analogie et des preuves
de faits.

Je ne cite point en faveur de mon opinion
les sages de tous les pays qui ont eu cette
croyance : je passe aux preuves d'analogie;
et celles-ci sont d'autant plus décisives ,
qu'elles se confondent avec les preuves de
fait. Voulez-vous séparer la sensibilité de
l'organisation, il ne vous reste qu'un être
métaphysique ou un corps sans organes.
Or prenez seulement, dit Condillac, des
créatures qui soient privées de la vue,
d'autres qui le soient de la vue et de l'ouïe,
ainsi successivement , vous aurez bientôt
des créatures qui, étant privées de tous les
sens, ne recevront aucune connaissance ;
elles ne pourront ni sentir ni penser.

Point du tout, dit l'abbé Z.*** les créatures n'ont pas perdu leur moyen d'intelligence ; elles n'ont perdu que leur moyen
d'expression. C'est ainsi que le soleil envoie
sa lumière jusqu'à nos yeux, parce que ses
rayons traversent un milieu non résistant ;

que si ce milieu venait à acquérir une solidité capable de leur fermer ce passage , il
en résulterait sans doute que nous ne verrions
plus le soleil ; mais il ne faudrait pas en
conclure que cet astre eût cessé d'être lumineux.

Cette objection faite sérieusement dans
le journal de l'Empire , contre la doctrine
des rapports du physique et du moral de
l'homme , porte sa réfutation avec elle ,
puisqu'il suffit d'apprendre à M. Z.*** qu'il
existe des créatures qui sont tout-à-fait dé-
pourvues de sensibilité ; mais abondons dans
le sens de l'auteur. Un homme devient sourd
ou perd la vue ; j'abats la cataracte ; j'ex-
trais de l'oreille le corps étranger , et l'ame
au même instant manifeste son intelligence ,
parce qu'elle recouvre ses moyens d'expression ; mais un autre homme devient aliéné :
les sens ne sont altérés dans ce cas , ni obs-
trués par la vieillesse ; tous les passages sont
ouverts :... cependant l'ame ne manifeste
aucune intelligence quoiqu'elle ait ici tous
ses moyens d'expression.

On voit donc que nous sommes forcés
malgré nous d'admettre que la sensibilité
réside dans les nerfs , et qu'elle n'est point
un être à part de l'organisation. Nous ren-
voyons M. Z.*** aux preuves anatomiques
qui démontrent cette vérité. Dans les amphi-

théâtres et dans les hôpitaux , par-tout on peut reconnaître que la douleur épuise le sentiment. Et en observant avec attention , dit M. Cabanis , les dispositions morales de l'individu pendant un paroxisme fébrile , on n'a pas eu de peine à s'apercevoir qu'elles correspondent exactement avec celles des organes ; c'est-à-dire , avec tous les phénomènes physiques. Dans le temps du froid , les sensations sont obscures et faibles : la gêne du sang vers les gros vaisseaux et vers le cœur , occasionne dans toute la région précordiale , donne un sentiment de tristesse et d'anxiété. Le cerveau tombe dans la langueur ; il combine à peine les impressions les plus habituelles et les plus directes : l'ame paraît être dans un état d'insensibilité. Mais à mesure que l'accès du chaud s'établit , les extrémités nerveuses sortent de leur engourdissement : les sensations renaissent et se multiplient. Enfin pendant le déclin du paroxisme , le bien - être revient par degrés ; le calme et l'accord des idées se rétablissent ; l'ame reprend son assiette naturelle : en un mot, tout rentre dans l'ordre antérieur ; si ce n'est qu'il reste un sentiment de fatigue et de faiblesse, et qu'on se trouve plus sensible à toutes les impressions.

Toutefois peut-on nous demander encore, si la sensibilité est inhérente au systême nerveux, pourquoi cette propriété n'est-elle pas manifeste chez le crétin ? Le pourquoi nous échappe dans l'organisation. Mais l'ignorance absolue de la cause de la gravitation n'empêche point de calculer la marche du système planétaire. Que le crétin ait des nerfs, et qu'il ne sente point, cela n'est pas plus étonnant pour moi, que de voir l'oreille d'un sourd et muet de naissance, être incapable de percevoir les sons. Le mulet a les organes de la génération très-bien conformés, et pourtant il est stérile et même impuissant.

Il n'existe qu'une seule faculté dans l'organisation de l'homme ; cette puissance est la vie. Quand la vie s'incorpore avec une matière brute ou inorganique, elle s'identifie avec les molécules de ce corps, et ne forme qu'un tout avec lui. *Omnia animantur in corpore animato.* Dès que ce corps est animé, il manifeste des effets qui sont la suite nécessaire de son organisation. Ces effets ne sont pas les mêmes, parce que les organes qui les produisent n'ont eux-mêmes ni la même structure, ni la même composition. Qu'au contraire ces effets proviennent d'une même cause, cela est incontestable ; car il suffit de soustraire cette cause d'un organe quelconque pour que celui-ci perde à l'instant la faculté de produire un effet.

Pour estimer actuellement d'après les principes

principes que je viens d'établir les avantages ou les inconvéniens de la multiplicité des nomenclatures physiologiques, nous divisons celles-ci en deux classes. Nous rangeons dans la première toutes les définitions qu'on a données de la vie, et nous les regardons toutes comme des nomenclatures qui méritent d'être conservées, parce qu'elles sont une suite réelle du progrès des lumières ou de l'analyse des faits. Ainsi l'anti-septique de Stahl, ou la force de résistance vitale de Dumas, l'excitabilité de Brown, la force vitale de Chaussier, la vie propre de Blumenbach, la force assimilatrice de Masuyer ou la terréïfication de Durand, etc. sont autant de nomenclatures qui expriment des propriétés différentes, et je n'y trouve aucune multiplicité. Elles auraient ce caractère, si les idées que l'on attache au mot vie étaient toujours les mêmes, par exemple, que les définitions de Stahl et de Bichat.

Nous dirons, dans la seconde classe, que si la vie a assez de puissance pour animer toutes les molécules d'un corps, et pour lui faire produire tous les effets qu'il présente, c'est partir d'une supposition bien gratuite, ou avoir envie de multiplier les êtres sans nécessité, que de regarder cette puissance comme étant l'effet d'une seconde, celle-ci d'une troisième, ainsi de suite jusqu'à l'in-

I

fini. Chacun pouvant de cause en cause remonter jusqu'au troisième ciel , vous n'avez plus de règle pour arrêter cette multiplicité. Premier inconvénient.

Lorsque d'après cette méthode obscure et ténébreuse , on introduit dans l'économie animale plusieurs puissances à la fois , l'un vous dit que la puissance A tient sous sa dépendance la puissance B. L'autre soutient que la puissance B dirige les rênes de la puissance A , on classe les phénomènes d'après ces conceptions vagues et hypothétiques, et on ne s'entend plus. Second inconvénient.

Si l'on déclare que ces puissances sont des êtres *distincts* de l'organisation , ces puissances une fois réalisées , on est obligé de leur faire jouer un rôle , et on finit par dire qu'elles sont la clef de tout. Cette erreur assurément est bien la plus grossière ; mais si l'on tient à son opinion, et que l'on jouisse d'ailleurs de quelque célébrité , on rend évidemment la science stationnaire , et cet inconvénient est le plus grave de tous (1).

------

(1) Mon lecteur sent jusqu'à quel point ces principes sévères doivent changer l'étude de la physique animale , ou de l'homme vivant. Je pourrai peut-être les développer quelque jour dans un précis de physiologie dont je rassemble les matériaux.

Ainsi vous rejetez, me dira-t-on, jusqu'à l'application que M. Barthez a faite le premier au corps vivant, de la méthode si utilement employée en astronomie physique depuis Newton.

Je ne conteste point l'utilité de cette méthode, mais je réponds avec M. Cuvier, dans l'analyse des travaux qu'il a lus cette année à la séance publique de l'institut national, qu'il faudrait imiter en tout les astronomes qui ne se contentent pas d'attribuer vaguement à l'attraction les phénomènes célestes, mais qui analysent ceux-ci ; qui y montrent la part des attractions de chacun des divers corps, et les distinguent de ce qui ne vient point d'elles ; qui ayant déterminé la mesure et les lois de leur action, montrent par l'accord d'un calcul rigoureux avec des observations précises, que ces lois sont en effet constamment les mêmes, et ne tiennent à aucune supposition arbitraire.

Or ce n'est point cela qu'on fait, ajoute M. Cuvier, quand on dit simplement que les corps vivans ont un principe vital, et quand on attribue à ce principe, sans autre définition, tout ce qu'on ne *peut* expliquer autrement. Croire avoir dit quelque chose d'utile, quand on a dit vaguement que la sensibilité, la contractilité sont des effets du principe vital, c'est, à ce qu'il nous semble,

tromper les autres ou se tromper soi-même
par un mot vide de sens. Cela est clair.

M. Dumas a bien essayé de fixer la valeur
du principe de vie, en le comparant aux
quantités inconnues des géomètres ; mais
chacun peut juger de l'inutilité d'une formule
algébrique dont l'application la mieux ré-
fléchie, ne le conduit à aucun résultat :
et ce qui prouve, d'ailleurs, le peu de
confiance que ce professeur a dans sa
formule et dans son *inconnu*, c'est qu'il
rapporte à quatre forces distinctes et particulières toutes les propriétés de la vie.
On peut donc, d'après M. Dumas, et nous
en verrons la preuve, classer les phénomènes sans le secours du principe vital.
Quelles attributions donnera-t-on à un principe qui ne peut pas expliquer le phénomène
le plus simple, tel que la digestion ou le
mouvement musculaire, et qui est inutile
pour classer ?

ART. III.

Exposition de la multiplicité des classi-
fications physiologiques.

Ceux qui, parmi les anciens, avaient admis
des esprits de trois sortes dans l'organisation, établirent trois classes de fonctions

mères ou cardinales, et d'après leur principe
ils les appelèrent vitales, animales et naturelles. Cette division passe pour la plus ancienne de toutes, et Haller a suivi rigou-
reusement cet ordre dans sa grande physiologie. Le petit essai de Bordenave offre
les mêmes divisions; seulement cet auteur
a terminé sa physiologie par les fonctions
animales, et il a mis les fonctions naturelles
au second rang.

Observons qu'on entendait par fonctions
vitales, celles qui entretiennent la vie, et
sans lesquelles elle ne pourrait subsister.
On citait, en exemple, les mouvemens du
cerveau, du cœur et du poumon. On appelait fonctions naturelles, celles qui ne
sont pas nécessaires pour la conservation
de l'individu dans tous les instans de sa vie,
mais qui cependant lui sont essentielles pour
sa conservation, son accroissement et la
propagation de l'espèce. Ainsi la digestion,
la nutrition, les sécrétions et la génération
étaient des fonctions naturelles. On regardait enfin comme fonctions animales celles
qui dépendent ou de l'action de l'ame seulement, ou de la disposition organique des
parties, ou du concours de l'une et de l'autre.
Ces fonctions ne sont pas absolument nécessaires pour la conservation du corps,
puisqu'il peut subsister sans elles; mais sans
elles, ajoutait-on, la vie est triste.

Grimaud s'écarta le premier de cette division reçue. Ce physiologiste n'admettait, comme nous l'avons vu (art. 1, ch. 11,) que des esprits de deux sortes; il devait conséquemment diviser les fonctions en deux classes et les distinguer d'après sa doctrine, en intérieures et en extérieures. Les fonctions intérieures, disait-il, s'achèvent dans l'intérieur même de l'être vivant, et elles se rapportent à son corps d'une manière exclusive. Par ses fonctions extérieures, l'animal s'élance hors de lui; il étend, il agrandit son existence; il la porte et la distribue sur les objets qui l'environnent : en un mot, il se coordonne avec les êtres au milieu desquels il est placé, en établissant entre ces êtres et lui les relations de distance convenables à sa nature. Il rapportait les fonctions intérieures au sens vital intérieur, et les fonctions extérieures au sens vital extérieur.

En réfléchissant à la division de Grimaud, je vis bientôt, a dit Bichat, que ce n'était point seulement une de ces vues générales, un de ces grands aperçus, tels qu'il s'en présente souvent à l'homme de génie qui cultive la physiologie, mais qu'elle pouvait devenir la base invariable d'une classification méthodique. Pour parvenir à cette classification, Bichat a partagé les fonctions en deux grandes classes; les unes relatives à l'individu, et les autres à l'espèce. Ce changement fait, il a compris les deux divisions de Grimaud dans la première classe ; mais ayant reconnu la nécessité d'en faire deux ordres, il a appelé vie animale l'ordre des fonctions qui nous met en rapport avec les corps extérieurs, et il a nommé vie organique l'ordre des fonctions intérieures du proffesseur de Montpellier. Les deux ordres de sa première classe étant fixés, Bichat a fait trois ordres des fonctions de sa seconde classe ; 1.º fonctions relatives au sexe masculin ; 2.º fonctions relatives au sexe féminin ; 3.º fonctions relatives à l'union des deux sexes et au produit de cette union. Les détails qu'embrasse cette division physiologique sont figurés dans un tableau.

M. Richerand a aussi divisé les fonctions en deux classes. Fonctions qui servent à la conservation de l'individu , et fonctions qui servent à la conservation de l'espèce. La première classe a deux ordres , et ces ordres comprennent encore les fonctions intérieures, et les fonctions extérieures de Grimaud. La seconde classe a aussi deux ordres , et il rapporte à ces ordres la génération, la gestation, l'accouchement , etc. Cette classification se rencontre tout juste avec la division de Bichat.

M. Dumas voulant éviter les inconvéniens

de la classification ancienne qui lui paraît vicieuse, dit-il, en ce qu'il n'y a point de fonction dans l'homme qui ne soit en même temps naturelle, vitale et animale; et jugeant d'ailleurs que la division de Grimaud a des bornes si étroites, qu'elle ne peut renfermer tous les phénomènes de l'économie animale sans confondre bien souvent ce qui doit être séparé, ce professeur établit en principe que si l'on analyse les moyens avec lesquels la nature opère la conservation des animaux, on se convaincra qu'il est possible de les ramener à quatre effets généraux qui sont :

1.º De conserver à la matière du corps animal ses principes et sa composition;

2.º De maintenir dans les parties fluides et solides l'état naturel de liquidité ou de cohésion ;

3.º D'établir des rapports généraux entre chaque animal et les objets extérieurs qui l'environnent ;

4.º D'assurer les relations particulières qui unissent chaque individu à ses semblables et à son espèce. Ainsi fonction de composition ou de constitution ; fonction d'agrégation ou d'organisation ; fonction de relation générale, et fonction de relation spéciale, forment les quatre classes de la division physiologique du professeur Dumas.

M. Cuvier, dans son grand ouvrage d'anatomie comparée, esquissant d'une manière générale, mais philosophique, les fonctions que le corps animal exerce dans toute la durée de la vie, a été conduit à cette conséquence que l'origine par génération, l'accroissement par nutrition, la fin par une véritable mort, sont les caractères généraux et communs à tous les corps organisés. Ce physiologiste a vu que les fonctions principales qui composent l'économie animale, peuvent se rapporter à trois ordres. Il en est, dit ce professeur, qui constituent les animaux ce qu'ils sont, qui les rendent propres à remplir le rôle que la nature leur a assigné dans l'arrangement général de l'univers ; en un mot, qui seraient suffisantes pour les faire exister, si leur existence ne devait être que momentanée. Ce sont la faculté de sentir et celle de se mouvoir ; celle-ci les met en état d'exécuter certaines actions, et l'autre les détermine pour telle ou telle des actions dont ils sont capables. Ces deux fonctions forment le premier ordre, et portent le nom de fonctions animales.

Mais les machines animales ont de plus que celles que nous construisons, un principe intérieur d'entretien et de réparation. Il consiste dans l'ensemble des fonctions qui servent à nourrir le corps ; c'est-à-dire, la digestion , l'absorption , la transpiration et les excrétions ; elles forment le second ordre et portent le nom de fonctions vitales. Enfin la durée de chaque animal étant déterminée selon son espèce , la génération est une fonction d'un troisième ordre , destinée à faire remplacer les individus qui périssent par des individus nouveaux, et à maintenir l'existence de chaque espèce. M. Cuvier à l'exemple de Haller , a donné ses leçons d'anatomie comparée conformément à cette division.

Draparnaud a suivi le même ordre , dans son précis de physiologie comparée d'après un esprit bien différent. Ce naturaliste désignait les fonctions par le nom générique de vitales ; mais parmi les fonctions vitales, ajoutait-il , les unes constituent la vie et lui donnent naissance , les autres la maintiennent et la prolongent , les autres la propagent et la multiplient : de là trois classes de fonctions; fonctions constitutives ou primordiales , fonctions nutritives , fonctions reproductives. Dans la première classe sont comprises l'excitabilité , la motilité , la caloricité , la force de résistance vitale ; dans la seconde la digestion , l'absorption, la fluidolation , la respiration , l'assimilation , la sécrétion et l'excrétion ; dans la troisième la reproduction et les actes qui en dépendent, comme la fécondation , la gestation et l'accouchement.

M. Fodéré dans un essai de physiologie positive qu'il publie en ce moment , prétend que les fonctions que l'école a long-temps divisées avec raison , en vitales naturelles et animales , est la plus *lumineuse* et la plus méthodique , et qu'on en a fait dans ces derniers temps, par un simple changement de mots, la vie organique et la vie animale. Cependant, ajoute M. Fodéré, quelque lumineuse que paraisse cette distribution , je n'ai pas cru devoir m'y astreindre , parce qu'elle fournit l'idée d'une indépendance d'organes qui n'existe réellement pas. Au contraire les parties tiennent au tout, comme le tout tient aux parties. Le cerveau et ses dépendances tiennent aux autres organes vitaux , comme les organes vitaux tiennent aux organes naturels, et ceux-ci aux organes de la vie animale et réciproquement ; de sorte qu'une classification exacte est impossible. En conséquence M. Fodéré fait simplement l'exposition descriptive de chaque organe ; il indique les fonctions qui lui sont propres, et celles ensuite qu'il exerce en commun. Cette marche est aisée , sans doute , puisqu'elle est anatomique ; mais sans une méthode quelconque , comment M. Fodéré a-t-il pu croire que les commençans , auxquels

il destine particulièrement son livre, rap-
pelleront dans leur mémoire les phénomènes
aussi nombreux que variés de l'organisation?

A R T. I V.

*Examen des avantages et des inconvéniens
de la multiplicité des classifications
physiologiques.*

Si l'on devait s'en rapporter au jugement
de M. Fodéré, les méthodes physiologiques
ne différant entr'elles que par un simple
changement de mots, cette multiplicité
loin d'être avantageuse, serait au contraire
de tout inconvénient. Mais comme le
changement porte essentiellement sur les
choses, et qu'il suffit d'un léger examen
pour se convaincre que la classification des
anciens n'est pas la même que celle de
Grimaud, que celle-ci est opposée à la
division du professeur Dumas, et que
M. Cuvier a rédigé la sienne d'après un
plan tout différent ; ces considérations nous
obligent nécessairement à discuter ici quels
sont les avantages ou les inconvéniens qui
résultent de cette multiplicité.

La division des anciens, comme méthode
de classification, avait du moins l'avantage
de fixer dans l'esprit une nomenclature assez

étendue. Mais dans ce temps-là on croyait que le corps était régi par trois ames différentes, ou trois sortes d'esprit : il était naturel de partager les fonctions en trois grandes classes. Cette division a long-temps régné dans les écoles, et il ne faut pas s'en étonner ; les Bordeu, les Lacaze et les Fouquet y contribuèrent dans le dix-huitième siècle, lorsqu'ils consignèrent dans l'encyclopédie que la tête, le cœur et l'estomac étaient les trois fameux centres où revenaient *très-bien* la division que les anciens avaient faite des fonctions en animales, vitales et naturelles. Et quand on a pensé que deux ames paraissaient suffisantes pour classer les phénomènes de l'organisation, on a dû abandonner la division ancienne, et n'établir que deux classes de fonctions, comme nous l'avons vu.

Grimaud a donc opéré un changement remarquable dans l'étude de la physiologie. Effectivement, cet homme a le mérite d'avoir été commenté par Bichat, et d'avoir fourni à cet anatomiste sa distinction favorite des deux vies et son système de classification. Enfin M. Richerand s'est fait gloire d'adopter la doctrine du professeur de Montpellier, dans ses nouveaux élémens de physiologie.

La classification de Grimaud est-elle préférable à celle des anciens ? Quel est cet avantage ?

De l'aveu de tous les physiologistes, la division des fonctions établie par les anciens, était vicieuse dans ses dénominations et dans son plan. Dans les dénominations chacun disait : Il n'est point de fonction chez l'homme qui soit plus naturelle l'une que l'autre. Toutes sont naturelles, vitales et animales. C'était en second lieu adopter un plan bien vicieux que de classer les phénomènes d'après des caractères vagues et isolés, plutôt que d'avoir égard au but où tendent ces fonctions chez l'individu, et au rôle qu'elles lui font remplir pendant la durée de sa vie. Grimaud vit donc ce but lorsqu'il divisa les fonctions en deux classes, et qu'il les distingua en intérieures et en extérieures.

Malgré cet avantage marqué sur la classification des anciens, celle de Grimaud avait son côté faible, et présentait un grand inconvénient. C'était de la rapporter, comme eux, à des êtres abstraits, qu'il appelait sens vital intérieur, et sens vital extérieur. Cette supposition était d'autant plus gratuite, qu'il fallait se prêter à l'intervention de deux êtres qui, ayant chacun un attribut spécial, pouvaient à chaque instant rivaliser l'un l'autre, et s'emparer du pouvoir absolu. Enfin cette distinction était erronée, puisqu'on ne peut pas reconnaître dans l'organisation une vie animale et une vie organique. (Art. II , chap. II.)

Comme objet de classification , la division de cet auteur avait encore l'inconvénient grave de réunir dans la même série des fonctions dont le but n'était pas le même chez l'individu : je veux parler de la différence qui sépare les fonctions nutritives des fonctions de génération. Sous ce rapport, Bichat a fait un travail estimable en plaçant les fonctions reproductives dans une classe à part. Malgré cette amélioration, la division de Bichat partage d'ailleurs tous les inconvéniens de celle de Grimaud, en ce qu'il rapporte les deux ordres de la première classe des fonctions à la vie animale et à la vie organique. Cette distinction des deux vies est aussi vaine que l'existence du sens vital intérieur et du sens vital extérieur. Et ce qui prouve l'embarras où s'est trouvé Bichat, c'est que n'ayant pas osé , je me doute, faire intervenir dans son tableau une troisième vie pour les fonctions relatives à l'espèce , il a relégué ces fonctions dans une classe qui ne se rapporte véritablement ni à la vie animale, ni à la vie organique.

Pour infirmer la division de Grimaud, M. Dumas établit en principe que les fonctions se touchent les unes les autres ; et il admet cependant quatre classes de fonctions.

Il en est beaucoup, ajoute ce professeur, qui ne sont ni intérieures ni extérieures, et qui tiennent autant des unes que des autres. Mais la fonction de composition est une fonction intérieure. Celle de relation générale est une fonction extérieure, et la génération est évidemment aussi extérieure qu'intérieure. Enfin, si l'on remonte au but que remplissent les fonctions, on voit que M. Dumas a tellement généralisé cette idée que l'on pourrait, à son exemple, étendre le nombre des fonctions; ce qui deviendrait un inconvénient bien grave, puisqu'on n'aurait pas de règle pour arrêter cette multiplicité.

De quel côté qu'on envisage cette classification, par-tout elle donne prise aux objections les plus fortes. On peut indifféremment multiplier les classes de cette méthode ou les réduire à deux. Vous ramenez à quatre effets généraux, dites-vous, les moyens avec lesquels la nature opère la conservation des animaux ; mais si les principes qui entrent dans leur composition, demain nous sont connus, la bonne méthode de philosopher ne permettra point que l'on sépare la fonction de composition de la fonction de l'organisation. En second lieu, l'homme a toujours un rapport *déterminé* avec les objets qui l'environnent. La

fonction

fonction de relation générale et la fonction de relation spéciale peuvent donc se rapporter à la même classe, ou ne former tout au plus que des ordres séparés.

M. Cuvier nous paraît avoir donné la division la plus sage et la plus méthodique, en ce qu'il a classé les fonctions d'après les actes que l'homme exécute dans un instant marqué pendant le cours de son existence. Cette classification, je le sens bien, n'est point fondée sur la connaissance des facultés occultes, ni des principes constitutifs du corps ; mais ceux qui ont voulu construire leur système de classification sur de pareilles bases, se sont égarés, même méthodiquement.

M. Baumes avait adopté cette division dans ses fondemens méthodiques des maladies, et il l'a abandonnée pour lui en substituer une autre qui, dans son opinion, doit jeter un nouveau jour sur la nature de l'homme, et mettre plus d'accord dans la doctrine chimique. Mais il nous est impossible de prononcer sur les avantages ou les inconvéniens de cette division des fonctions en cinq grandes classes, M. Baumes n'ayant pas publié l'ouvrage qu'il prépare sur la zoonomie philosophique, ou la connaissance des lois de l'organisation.

K.

A l'époque où nous écrivons, la classification de M. Cuvier a donc la préférence sur les divisions connues. Cette méthode ne laisserait rien à désirer, si l'on soignait sa nomenclature. Ainsi, au lieu d'appeler les deux premières classes des fonctions : animales et vitales, je dirais fonctions intellectuelles, et fonctions nutritives, parce que les dénominations de vitales et animales, rappellent précisément les vices que l'on reprochait aux anciens. Après ce changement de mots, j'en ferais un second qui porterait essentiellement sur les choses ; car si j'ai démontré que le sentiment est indépendant de la vie, ou que l'on peut vivre sans sentir, je ne rapporterais alors qu'à l'irritabilité, ou à une propriété analogue, les fonctions nutritives et reproductives. Les fonctions intellectuelles seules resteraient sous le domaine de la sensibilité. Je me croirais d'autant mieux fondé dans mes principes, que tout animal, quoique privé de sensibilité, aurait à mes yeux deux classes de fonctions bien distinctes, tandis qu'il faudrait retrancher dans le tableau les fonctions intellectuelles et les fonctions nutritives, et n'y figurer peut-être que les fonctions de génération.

On sent d'après cela quel changement on pourrait faire à un cours d'étude médicale dans lequel on a eu l'intention de réunir l'ensemble des connaissances acquises sur l'organisation, et de répandre promptement un travail complet sur la physique de l'homme. C'est, dit-on, l'exposition de la structure de l'homme, comparée à celle des animaux, de l'histoire de ses maladies, des connaissances acquises sur l'action régulière de ses organes, etc. Cet ouvrage, qui contient d'ailleurs des vues philosophiques, et qu'on attribue à M. Burdin, est calqué sur la distinction des deux vies admises par Bichat.

CHAPITRE III.

Quels sont les avantages ou les inconvéniens de la multiplicité des nomenclatures relativement aux travaux des nosographes ?

En s'attachant à la racine du mot, on ne peut entendre par nosographie que la description simple des maladies ou leur nomenclature. Lorsque les pathologistes sont parvenus à posséder insensiblement beaucoup de descriptions, et que les maladies ont été très-nombreuses, ils ont cherché à les fixer dans la mémoire à l'aide d'une méthode qu'ils ont appelée nosologique, ce terme offrant un sens plus étendu que celui de nosographique, qui d'ailleurs eût été impropre. On dit encore nosologie végétale et nosologie comparée, selon que la méthode embrasse la nosologie des plantes ou celle des animaux. Je vais donc traiter successivement des avantages et des inconvéniens de la multiplicité des nomenclatures nosographiques et des méthodes nosologiques, afin de me conformer au plan que je me suis imposé.

A R T. Ier.

Exposition de la multiplicité des nomenclatures nosographiques.

LE père de la médecine n'a point défini la maladie, et les pathologistes qui ont le plus disserté sur cette matière, ne nous ont pas mieux éclairé. Galien définissait la maladie une affection contre nature où les opérations sont lésées. Gaubius l'appelait l'état du corps humain vivant dans lequel il ne peut exercer suivant les lois de la santé, les actions qui lui sont propres.

Selle, peu satisfait de ces définitions, entend par maladie la lésion des fonctions du corps et l'altération des qualités sensibles. Cependant il n'est pas facile, dit-il, de déterminer jusqu'où doit s'étendre l'idée de lésion ou de qualité vicieuse, ni dans quelles limites on doit la restreindre ; et il convient avec Gaubius, qu'il est plus facile de discerner une chose présente que de l'exprimer exactement dans une définition.

Cette réflexion est d'autant plus juste que nous ignorons l'état intérieur qui produit la maladie, et que son essence n'est pas plus manifeste pour nous que celle de la vie. Il est des maladies qui frappent subitement et tuent, sans qu'on puisse découvrir les signes qui les présagent (1). Cet aveu est pénible sans doute, car l'homme ne tombe point malade subitement et tout de suite, a dit Hippocrate ; les causes s'accumulent avant de se manifester par leurs effets. Mais si ces effets ne tombent pas sous les sens, il est impossible de déterminer le caractère et l'existence d'une pareille maladie.

Si l'expérience nous prouve qu'il y a des maladies cachées dont la terminaison est rapide et funeste, il doit en exister un plus grand nombre d'aussi imperceptibles qui ne

______

(1) M. Petit de Lyon, praticien célèbre, a consigné dans les annales de la société de médecine-pratique de Montpellier, des observations bien importantes sur quelques signes précurseurs des morts imprévues. Pag. 66, t. 1 ou n.º 2, ventôse an XI.

donnent point la mort. Cette analogie étant déduite des faits , nous sommes obligés de *circonscrire* la matière qui nous occupe , et d'avertir conséquemment que dans l'examen des avantages et des inconvéniens de la multiplicité des nomenclatures nosographiques , nous n'y ferons entrer que les maladies sensibles ou celles dont les effets se manifestent aux sens (1).

M. Cellies , dans ses réflexions philosophiques sur la méthode à employer pour parvenir à la connaissance de la maladie , a très - bien observé qu'aucune cause ne saurait porter sur l'organisation sans affecter la vitalité en même temps. Ce médecin établit d'après ce principe que la maladie consiste dans l'aberration des forces vitales, et dans celle de la structure des solides et de la mixtion des fluides. Cette définition étant le *nec plus ultrà* de celles qu'on peut faire, on se·demande avec étonnement comment la manière de considérer la maladie peut donner lieu à une nomenclature. Cette question est aussi neuve que digne de nous fixer ; et si nous

____

(1) Ces réflexions doivent prouver au lecteur combien les nosologistes qui se flattent de publier une classification *complète* des maladies , sont dans l'erreur.

la développons avec ordre ; l'analyse nous indiquera quelles sont les données d'où l'on a dû partir pour composer cette nomenclature nosographique.

1.º La maladie est une lésion de l'organisation, mais l'organisation se compose de solides et de fluides. Les solides n'ont ni la même composition ni la même structure, et les fluides ont des qualités très-différentes entr'eux ; lors donc que le principe morbifique affectait telle humeur, ou portait son action sur tel système d'organes, la maladie présentait nécessairement des symptômes divers, comme la douleur, la fièvre, la faiblesse, etc. Si ces symptômes ne marchaient point ensemble, le pathologiste devait penser qu'ils étaient autant d'affections individuelles, et les maladies douloureuses et les fébriles furent le premier modèle de nomenclature qu'il pût étendre indéfiniment en prenant pour base la considération des symptômes.

2.º Dans ces temps reculés on avait aussi quelques connaissances anatomiques. On savait où étaient situés les poumons, la plèvre et le cerveau ; et quand le mal parut correspondre à l'endroit de ces organes, ce que l'on jugea sans peine par un symptôme dominant, alors la péripneumonie, la pleurésie, le mal de tête, etc. furent un second modèle de nomenclature où l'on fit entrer, par la suite, les affections internes et les externes, les universelles et les locales, en prenant toujours pour base la considération du siége.

3.º Quand on eut reconnu autant de maladies, on dut s'attacher à calculer leur durée. On découvrit que le cours des unes était coupé par des intervalles si réguliers qu'on pouvait les comparer aux âges de la vie. On distingua ces périodes, et les quatre temps de la maladie furent appelés le commencement, le progrès, l'état et la fin. Ces dénominations n'*étendaient* pas la nomenclature; ce n'était au fond que des caractères communs. Mais quand on vit qu'il y avait d'autres maladies qui faisaient exception à cette règle, et que toutes *vivaient* les unes plus long-temps que les autres, alors les homotones, les épacmastiques et les paracmastiques, les chroniques et les aiguës furent un troisième modèle de nomenclature dans lequel on prit pour base la considération du temps.

4.º En cherchant à reconnaître la durée des maladies, il était impossible de ne point remarquer leur terminaison. Les unes se jugeaient par les urines ou les crachats, les autres n'avaient aucune évacuation sensible. La crise se décidait tantôt pour la mort ou la convalescence ; alors les maladies mortelles et les salubres, les critiques et les lysiques furent un quatrième modèle de nomenclature où l'on prit pour base la considération de la terminaison.

5.° Mais au moment de se juger, il arrivait souvent qu'une maladie se *reproduisait*, pour ainsi dire, sous des symptômes très-alarmans. D'autrefois le changement provenait du transport de la matière morbifique, et l'on estimait la grandeur du danger selon que l'humeur se portait d'une partie sur une plus essentielle. Enfin, on vit des maladies qui ne se guérissaient jamais sans entraîner après elles de nouvelles maladies, et nécessairement; alors les dénominations d'épigénèses et de métaptoses, de métastases et d'incurables (1), devinrent le cinquième modèle de nomenclature où l'on prit pour base la considération de la conversion du mal.

Voilà en peu de mots les principales données d'où je crois que l'on est parti pour former la nomenclature des maladies, en prenant pour base la considération des symptômes ou la symptômatologie. Mais en

(1) Ce mot ne rend point le texte de l'ouvrage de Raymond : maladies qu'il est dangereux de guérir; mais je n'ai pas dû me servir de cette périphrase.

voyant tous les jours un si grand nombre
de maux, on dut penser qu'ils avaient une
cause, et l'étiologie devient une autre source
de dénominations. Les maladies, dit Gaubius, n'ont pas été dénommées, après qu'on
a enfin connu leur nature ; on n'a cherché
à déterminer leur nature que lorsque les
noms leur ont été imposés. Je vais donc analyser maintenant comment on n'a pu multiplier la nomenclature nosographique, en
prenant pour base la considération des causes.

D'abord les anciens durent porter leur
attention sur les causes physiques ou les
plus accessibles aux sens. Ces causes étaient
hors de nous, ils les appelèrent externes. Mais
pour connaître l'état actuel, disait le plus
célèbre d'entr'eux, il faut savoir ce qui a
précédé. Un tel examen dut les conduire à
porter au complet les causes éloignées des
maladies ; je dis complet, car en résumant
le nombre de ces causes, on voit qu'Hippocrate y faisait entrer la considération des
saisons, du pays, du régime, de l'exercice,
des passions, et celle du gouvernement. Je
ne développerai que deux ou trois exemples.

6.º On remarqua que les maladies ne
paraissaient point toutes dans un temps déterminé. On vit que les unes venaient au
printemps, les autres en été, celles-ci pendant l'automne, et celles-là dans l'hiver ;

on pensa que chaque saison devait avoir une influence spéciale, et on mit en principe, que nous parvenons à connaître la nature et le caractère des maladies, en étudiant la constitution générale et particulière de l'atmosphère. Les maladies arrivant par le changement des saisons, elles arrivaient encore à proportion des autres irrégularités des températures, et dès-lors les pandémiques, les épidémiques et les journalières ; les vernales et les estivales, les automnales et les hiémales furent un grand modèle de nomenclature où l'on prit pour base la considération de l'air.

7.º Si le pays était mal situé et que les qualités du froid et du chaud, du sec et de l'humide y dominassent à l'excès, un tel pays avait des maladies semblables à celles qui proviennent de la constitution des saisons; le pays en produisait aussi qui lui étaient spéciales et qui dépendaient de la nature du sol, des émanations bourbeuses et marécageuses, etc. On dut appeler ces maladies endémiques, et les donner comme un second modèle de nomenclature, en prenant pour base la considération du sol, etc.

8.º En s'attachant à déterminer dans cet esprit une étiologie physique, on découvrit que la plupart des causes éloignées produisaient deux effets : l'un extérieur et l'autre intérieur. On vit, par exemple, que les maladies qui provenaient de la constitution des saisons, étaient caractérisées par une prédominance du sang, de la bile, de l'atrabile et de la pituite; et dès-lors au lieu de se *borner* aux dénominations connues, de vernales et d'estivales, on surnomma les maladies sanguines, bilieuses, atrabilieuses, pituiteuses, etc. et ce fut le premier exemple d'une nomenclature complexe ou composée.

9.º Dès ce moment on porta une plus grande attention sur le développement des maladies ; on s'aperçut que celles qui attaquaient dans l'enfance, n'affectaient pas la puberté, et que celles qui venaient après l'adolescence respectaient les vieillards. Le sexe avait aussi ses affections particulières. Tant d'exceptions durent être rapportées au tempérament, ou à une cause intérieure, et ce fut là, je pense, l'origine du dogme ou de l'empirisme raisonné. On dut sur-tout théoriser davantage quand on vit des individus qui, quoique soumis à l'influence des causes extérieures, avaient le pouvoir de résister à leur action. On imagina que cela provenait d'un état spécifique ou idiosyncrasique, et on acheva de diriger ainsi ses recherches sur la nature de l'homme et sur les principes constitutifs du corps. Cette considération tout-à-fait nouvelle ne mit plus de *limites* à la nomenclature ; et on eut enfin les maladies des âges , celles des hommes et des femmes , les difformités ou les vices , les maladies héréditaires et séminales , etc., etc.

ART. II.

Examen des avantages et des inconvéniens de la multiplicité des nomenclatures nosographiques.

Si je passe à l'examen des avantages ou des inconvéniens de la multiplicité des nomenclatures dont je viens de tracer le tableau , cette multiplicité me paraît avantageuse en ce qu'elle nous donne la mesure du progrès des lumières que l'on faisait chaque jour en pathologie. Cet avantage est sur-tout bien manifeste dans l'exemple que les anciens nous présentent d'une nomenclature composée. Ils prouvaient par le fait que si les nomenclatures sont d'abord très-étendues, il vient un temps où la science , touchant pour ainsi dire à son état de perfectionnement , nous conduit par un ordre synthétique à réduire insensiblement les nomenclatures individuelles en une plus générale. Cette conséquence justifie les principes que j'ai développés dans la première partie de ce mémoire.

Le chemin était tracé , il ne fallait que le suivre ; mais on l'a coupé par tant de sentiers différens , qu'il n'a plus été possible de reconnaître la véritable route. Les modernes se sont persuadés qu'ils imposaient un nom à une maladie dès qu'ils la désignaient par un symptôme dominant. L'erreur est d'autant plus évidente , qu'ils regardent ce nom comme devant représenter à l'esprit tous les caractères qui appartiennent à une maladie , et qu'ils ont grand soin d'énumérer pour la faire distinguer de tout ce qui n'est pas elle. Ainsi ils appellent inflammatoire : la maladie qui présente un symptôme dominant de chaleur. Continue : celle qui est remarquable par une prédominance de fièvre qui persiste depuis le commencement jusqu'à la fin. Intermittente : celle au contraire où le caractère fébrile s'interrompt un moment pour revenir par des accès périodiques. Pleurétique , gastrique, etc. : les maladies qui paraissent affecter spécialement la plèvre , ou siéger dans l'estomac. Toutes ces dénominations ne sont fondées que sur un symptôme dominant ; et comme ce caractère est à l'arbitraire de chaque pathologiste, on se demande souvent, en parcourant leurs ouvrages, si l'inflammatoire de l'un est la continue de l'autre ; si l'intermittente de celui-ci est la pleurétique de celui-là. Cette multiplicité est un inconvénient.

Cependant, si la maladie est bien décrite et que le tableau soit bien fait, on peut, en analysant soi-même les symptômes dominans qu'elle présente, parvenir à connaître que c'est telle maladie plutôt que telle autre, parce que les nomenclatures dont elle se compose sont des idées de choses qui tombent sous les sens.

Ce moyen n'est pas aussi facile, si le nom d'une maladie lui est imposé d'après la cause prochaine ou l'état intérieur de l'organisation. Cette nomenclature étant tout-à-fait abstraite, on comprend qu'il est difficile d'en appeler aux sens et de juger si la maladie est due à un ferment putride, ou si elle est produite par l'oxigène, par des acides ou un alcali.

Je sais bien que j'ai mis en principe que si la multiplicité porte sur les choses, la nomenclature doit être conservée. La conséquence est juste, et je ne la défends pas. Mais cette vérité n'est applicable qu'aux nomenclatures sensibles, (art. II, part. I,) et nous dissertons ici sur celles d'inductions, pour ne pas dire abstruses ou métaphysiques. Rien de plus asbtrait en effet que la détermination des causes d'une maladie. Cette vérité étant incontestable, la multiplicité devient d'autant plus grave qu'elle peut porter ici non-seulement sur les mots, mais encore sur les choses, puisque la nature et le génie des maladies ne sont pas *univoques* pour chaque nomenclateur.

Pour arrêter tous ces inconvéniens, il faut que l'étiologiste fasse entrer dans le nom qu'il donne à chaque maladie, les nomenclatures qui sont dirigées dans le même esprit que la sienne. Il doit imiter le nosographe qui, prenant pour base la considération des symptômes, est obligé de les combiner deux à deux, trois à trois, pour avoir une nomenclature complexe qui comprend tous les caractères extérieurs d'une même affection. C'est ainsi que les nouveaux chimistes ont dû d'après leurs principes, appeler l'antimoine : tartrite de potasse antimonié, au lieu de dire simplement, émétique. Enfin il faut d'après nous réunir les dénominations étiologiques avec les symptômatiques pour posséder un jour la nomenclature complète des maladies. Je vais parler de leur classification.

A R T. I I I.

Exposition de la multiplicité des classi-
fications nosologiques.

Hippocrate avouait que ceux qui avaient
recueilli

recueilli les sentences qu'on nomme *Cni-diennes*, avaient bien décrit les symp-tômes de chaque maladie, ainsi que la manière dont certaines se terminent. Mais il leur reprochait d'avoir trop multiplié les espèces, et de s'être mépris dans leur *classification*. L'erreur dans l'énumération est facile, ajoutait-il, si l'on distingue une ma-ladie de l'autre parce qu'elles diffèrent un peu, et si l'on croit qu'elles ne sont pas les mêmes à moins qu'elles ne portent le même nom.

Cette méthode devait être bien étendue; car on lit dans l'histoire de la chirurgie, par Peyrilhe, que les maladies des organes urinaires étaient au nombre de douze, pour la vessie seulement, sans compter quatre espèces de stranguries. Les commentaires des médecins de Cnide étant perdus, il nous est impossible de donner la clef de leur nosologie.

Sauvages a résumé les méthodes qui ont paru depuis cette époque, et il en a distingué particulièrement quatre, l'alphabétique, la temporaire, l'anatomique et l'étiologique. La première est celle qui range les maladies qui ont les mêmes noms, relativement à cette res-semblance de noms ou à celle des lettres ini-tiales. La *polyalthea* de Manget et le dic-tionnaire universel de médecine de James en sont un exemple. La seconde est celle qui divise les maladies relativement à leur durée en chroniques et en aiguës. C'est celle qu'ont suivie Aretée, Cœlius-Aurelianus, et plusieurs autres. La troisième divise les maladies selon les parties du corps où elles établissent leur siége, et par conséquent en externes et en internes, en générales et en particulières, en maladies de la tête, de la poitrine, du bas-ventre et des extrémités. Celse, Jonston, Sennert et Morgagni ont suivi cette méthode. La quatrième définit et distingue les maladies par leurs causes et leurs principes, ou ce qui revient au même, elle suppose la connaissance de ces causes et de ces principes, et en emprunte des signes pour connaître et distinguer les maladies. On rapporte à cette méthode la division ancienne des maladies humorales, sanguines, bilieuses, mélancoliques et pituiteuses. On y rapporte encore celle de Tachenius qui divisait les maladies en acides, alcalines et neutres.

Sauvages ne trouvant point qu'aucune de ces méthodes fût fondée sur des bases justes et incontestables, adopta la méthode symptômatique. Et il entendit par là celle qui emprunte les caractères des maladies des phénomènes invariables et des symptômes évidens qui les accompagnent. Y a-t-il,

disait ce professeur, avec l'Hippocrate anglais, une voie plus sûre et plus courte pour
découvrir les causes morbifiques au-devant
desquelles il faut aller, ou les indications
curatives dont on a besoin, que la connaissance certaine et distincte des symptômes particuliers? Il n'y a point de circonstance, quelque légère qu'elle soit, qui
n'ait son utilité dans l'un et l'autre cas. Je
conviens que les différens tempéramens des
individus et les différens traitemens qu'on
emploie, peuvent occasioner quelque variété;
mais d'un autre côté la nature est si uniforme et si semblable à elle-même dans la
production des maladies, que malgré la
différence des corps, les symptômes sont
presque toujours les mêmes dans la même
maladie; il en est d'elles comme des plantes,
dont les caractères généraux sont invariables
dans les individus de la même espèce. C'est
en suivant cette route que le fondateur
de la médecine est parvenu au plus haut
période de son art. Convaincu que la nature
guérit les maladies, et voulant établir la
médecine sur des fondemens certains et
inébranlables, il a eu soin de décrire les
phénomènes qui sont propres à chaque
maladie, sans employer le *secours* d'aucune
hypothèse, comme on peut le voir dans
ses livres des maladies, des affections, etc.

Fort de ce raisonnement, Sauvages mettait en principe qu'il y a une connexion certaine et nécessaire entre les causes et les symptômes ; et comme ceux - ci sont des changemens évidens et sensibles , et comme autant de signes ou de caractères qui nous conduisent à la connaissance des causes , il s'ensuit , ajoutait-il, que ce ne sont ni les causes , ni le siége des maladies qui doivent nous conduire à la connaissance des symtômes ; mais qu'au contraire nous devons nous servir des symptômes pour connaître le siége et les causes des maladies , et que ce n'est qu'en tenant cette conduite que le médecin est sûr de ne pas s'égarer.

En adoptant cette méthode symptômatique, Sauvages a réuni sous dix classes toutes les maladies connues.

La I.re renferme les vices , ou les maladies caractérisées par des symptômes cutanées de peu d'importance dont on abandonne la cure aux chirurgiens.

La II.e les fièvres , ou les maladies caractérisées par un pouls fréquent ou fort , accompagné de la faiblesse des membres.

La III.e les phlégmasies , ou les maladies accompagnées d'une fièvre continue ou rémittente avec inflammation interne ou éruption d'exanthèmes.

La IV.e les spasmes , ou les maladies

caractérisées par une contraction involontaire , constante ou successive , des muscles
des organes qui servent au mouvement local
et non à la vie.

La V.ᵉ les essoufflemens, ou les maladies
caractérisées par une agitation involontaire
et fatigante des muscles de la poitrine, qui
rend la respiration difficile et fréquente ,
sans fièvre aiguë.

La VI.ᵉ les débilités , ou les maladies
caractérisées par l'impuissance de. sentir
clairement et distinctement, de désirer, de
mouvoir les membres et les organes avec
les forces accoutumées.

La VII.ᵉ les douleurs. On connaît mieux
par sa propre expérience les caractères de
ces maladies que par les définitions qu'on
peut en donner.

La VIII.ᵉ comprend les folies ou les maladies de l'ame, lesquelles consistent dans
une dépravation de l'imagination , de l'appétit ou du jugement , ou dans une hallu-
cination, une bizarrerie ou un délire.

La IX.ᵉ les flux, ou les maladies caractérisées par une éjection des fluides ou des
matières contenues, remarquable par sa
quantité , sa qualité et sa nouveauté.

La X.ᵉ contient les cachexies, ou les
maladies qui ont pour caractère la dépra-

vation de la couleur, de la figure, du volume, dans l'habitude du corps.

La nosologie de Sauvages parut en 1732,
et servit de modèle aux méthodes nosologiques de Linné, de Vogel, de Cullen, de
Macbride, de Sagar, de Vitet, etc. Mais
quel résultat ont-ils obtenu, dit M. Pinel?
Une extrême surcharge du tableau, une
classification arbitraire et vacillante, des
affections symptômatiques prises.pour des
maladies primitives, une multiplication exces-
sive des unes et des autres par des com-
plications sans nombre des maladies, une
sorte d'impossibilité avouée d'obtenir un
ensemble régulier qui ne porte que sur
quelques points fondamentaux, et qui vienne
se placer sans efforts et sans confusion dans
la mémoire. Cependant on doit reconnaître
la nécessité absolue d'une semblable méthode, afin d'épargner au médecin judicieux
l'incertitude et les perplexités ; au médecin
téméraire un parti pris au hasard, une dé-
cision précipitée ; au malade le danger d'une
méprise.

La nécessité d'une méthode nosologique
étant reconnue, M. Pinel, à l'exemple de
Sauvages, établit en principe que la maladie doit être considérée, non comme un
tableau sans cesse mobile, comme un as-
semblage incohérent d'affections renaissantes

qu'il faut sans cesse combattre par des remèdes, mais comme un tout indivisible depuis son début jusqu'à sa terminaison , un ensemble régulier de symptômes caractéristiques et une succession de périodes avec une tendance de la · nature la plus souvent favorable et quelquefois funeste. Les symptômes de la maladie, pris de l'état du pouls, de la chaleur, de la respiration, des fonctions, de l'entendement, de l'altérations des traits du visage, des affections nerveuses, de la lésion des appétits naturels, etc. , forment, par leurs diverses combinaisons , des tableaux détachés, plus ou moins distincts et fortement prononcés suivant qu'on a la vue plus ou moins exercée, et qu'on a fait des études profondes ou superficielles.

Mais, ajoute M. Pinel , il arrive une époque où la science étant plus avancée , on aperçoit de nouveaux rapports qui font changer ou modifier l'ordre de distribution, et pour n'avoir point à craindre les changemens et l'instabilité dans la méthode de disposer les maladies suivant un ordre de classification fondée sur leurs affinités, il faut établir cette dernière sur l'étude judicieuse des symptômes , plus sur la structure organique des parties.

D'après ces principes, M. Pinel ne reconnaît que cinq classes de maladies : les fièvres les phlégmasies, les hémorragies actives, les névroses, les maladies lymphatiques, et il rapporte à une classe *indéterminée*, l'ictère des nouveaux-nés, le diabète, la morsure des insectes, celle des serpens, la fièvre lente ou hectique, parce qu'il regarde ces maladies comme ne pouvant entrer dans aucune classe de sa distribution.

M. Dumas a publié, depuis quelques années, l'ébauche d'une méthode nosologique qui doit réunir à la considération du siége et des symptômes, la connaissance des causes déterminantes des maladies. Cette méthode embrasse les maladies aiguës et les maladies chroniques, et elle correspond aux systêmes d'organes que M. Dumas a admis dans sa grande physiologie.

Dans cet ouvrage le corps de l'homme est divisé en sept systêmes organiques qui sont le nerveux ou sensitif, le musculaire ou moteur, le vasculaire ou calorifique, le viscéral ou réparateur, le lymphatique ou collecteur, le sexuel ou reproducteur, l'osseux ou fondamental.

En se conformant à cette division anatomico-physiologique, M. Dumas reconnaît sept classes de maladies propres à ces divers systêmes, et il ajoute une huitième classe pour comprendre les maladies qui semblent attaquer tous les systêmes à la fois, comme les affections cachectiques et le scorbut. Cette distinction une fois établie, on peut, dit ce professeur, en comparant entr'eux les symptômes propres à l'affection de chaque systême reconnaître avec la plus grande facilité :

1.º S'il y a ou non un systême plus particulièrement affecté que les autres, et quel est ce systême; ce qui détermine la classe de la maladie :

2.º Si l'action de ce systême est vicieusement augmentée ou diminuée ; ce qui indique à quel ordre de la classe déjà connue la maladie doit être rapportée :

3.º Si la lésion par excès ou par défaut est uniquement dépendante de la manière d'être du systême qui l'éprouve, ou si elle tient à l'influence de l'un des autres systêmes; ce qui conduit à la connaissance du genre, d'où il est aisé de parvenir ensuite à celle de l'espèce, en s'aidant de l'étude des circonstances sur lesquelles sa distinction est fondée.

Cependant aucune de ces méthodes n'étant établie sur l'essence ou la nature des maladies qui est, suivant M. Baumes, la seule bonne manière de les considérer et de les combattre; ce professeur en adoptant de semblables idées, a fondé son travail nosologique sur l'état général de l'économie animale lésée dans ses facultés et dans ses fonctions; et il a été conduit, en appréciant cet état d'après des phénomènes sensibles ou des symptômes constans et considérés collectivement, à une méthode de classification qui simplifie considérablement l'étude de la nosologie, en ce que la similitude du traitement vient éclairer la nature des maladies et réciproquement.

Cinq classes m'ont suffi, dit ce professeur, pour classer méthodiquement toutes les maladies.

Dans la première, j'ai considéré l'action générale et prédominante du principe de la chaleur animale; je l'ai vu en excès ou en défaut. J'ai remarqué son action sur le sang, sur les solides et sur les différentes humeurs ou matières animales. Et comme les chimistes modernes connaissent le principe de la chaleur animale sous le nom expressif de calorique, j'ai appliqué la dénomination de *calorinèses* à cette classe ; celle de *surcalorinèses* à la première sous-classe, et celle de *descalorinèses* à la seconde sous-classe qui la divisent.

Pour établir la seconde classe, j'ai eu égard à l'état d'excitement ou de faiblesse générale du système ; et comme, d'après les notions les plus saines, j'ai pu voir dans l'oxigène le principe stimulant, la cause non équivoque de l'activité des fonctions des corps vivans, il m'a été permis de désigner cette classe, d'après mon plan de nomen-clature, par le nom d'*oxigénèses*, en la sous-divisant en deux sous-classes, les *su-roxigénèses* et les *desoxigénèses*, suivant que j'ai pu attribuer plus généralement les maladies à une diminution notable ou à un excès de quantité d'oxigène.

Pour caractériser la troisième classe, je n'ai eu en vue que la production morbifique des matières biliformes, de la substance grais-seuse, de la bile et des maladies vireuses qui passent pour avoir eu rapport avec ces diverses humeurs. Or, j'ai pu lui donner la dénomination d'*hydrogénèses*, puisqu'il est constant que l'hydrogène et le carbonne, ordinairement combinés ensemble dans l'économie des animaux, sont les principes constituans principaux de la graisse et de la bile.

La quatrième classe a eu seulement pour objet la réunion de toutes les maladies qui portent un caractère frappant de septicité ou de dégénération putride. Cet état de l'économie des corps vivans ne peut existir sans le concours des substances ou matières dont se forment les produits immédiats de la putréfaction; je veux dire l'ammoniaque et les gaz composés qui en proviennent. J'ai donc pu donner à cette quatrième classe la dénomination d'*azoténèses*, et n'y reconnaître, comme dans la classe précédente, que des maladies en excès.

Pour former la cinquième et dernière classe, j'ai considéré les diverses affections morbifiques, dans lesquelles la formation des ulcères croûteux et autres maladies qui attaquent les os et les matières cornéïformes, permettent de penser que les substances qui contribuent à la formation des os et aux parties les plus solides du corps, surabondent et déterminent des lésions relatives à leur prédominance et à leur action. Les expériences exactes des chimistes modernes nous ont appris quel est le rôle que jouent sous ce point de vue, l'acide phosphorique, la chaux, même le phosphore ; aussi j'ai pu fixer à cette classe le nom de *phospho-rénèses.*

Mais pour compléter la classification des maladies, il était nécessaire de réunir dans un *appendix*, les diverses affections qui résultent de quelques accidens plus ou moins graves, ou de quelques erreurs de la nature. Les *genres*, en très-petit nombre qui constituent cet appendix, ne pouvaient faire partie d'un ordre naturel ; mais je n'ai pas cru pouvoir les oublier, voulant traiter à fond de la nosologie.

Ainsi cette classification renferme toutes les affections morbifiques connues, en cinq classes et un appendix. J'en ai fait la remarque, ajoute M. Baumes ; retranchez les noms des classes tirés des principes généraux des lésions du système ; écartez la théorie fondée sur les explications prudentes de la chimie animale , et il restera un corps de doctrine nosologique applicable aux diverses manières de considérer et d'étudier les maladies , et immuable comme les faits qui lui servent de base.

L'oxigène est en effet considéré comme le principe de la force de cohésion ; l'hydrogène comme celui des substances bilieuses, graisseuses et laiteuses ; l'azote comme l'élément qui joue un grand rôle dans les phénomènes de la putréfaction ; les composés du phosphose comme celui qu'on rencontre dans les maladies articulaires, dermoïdes et osseuses. Ainsi les noms de cette division nosologique n'ont rien de forcé ; ils sont au contraire naturels , et niât-on cette vérité qu'il resterait encore comme très-certain qu'on peut faire une bonne nosologie en rassemblant toutes les maladies sous cinq grandes divisions :

1.º Maladies avec trop ou trop peu de chaleur animale :

2.º Maladies avec trop ou trop peu de force des actes organiques :

3.º Maladies avec abondance , défaut ou

dépravation de la bile, de la graisse et du lait :

4.º Maladies avec tendance plus ou moins forte et rapide vers la décomposition putride :

5.º Maladies avec excès, diminution ou altération de la terre animale.

ART. IV.

Examen des avantages et des inconvéniens de la multiplicité des classifications nosologiques.

La première partie de ce mémoire a été consacrée aux développemens de la génération de nos idées et de l'ordre dans lequel nous parvenons à les classer. Quand nous les acquérons par cette méthode analytique, dit Condillac, elles s'arrangent avec ordre dans l'esprit ; elles y conservent l'ordre que nous leur avons donné, et nous pouvons facilement nous les retracer avec la même netteté avec laquelle nous les avons acquises. Si au lieu de les acquérir par cette méthode, nous les accumulons au hasard, elles seront dans une grande confusion et elles y resteront.

D'un autre côté nous avons établi comme une vérité fondamentale que la multiplicité des nomenclatures est un avantage, lorsqu'elle est en raison directe de l'accroissement de nos connaissances, et qu'elle porte essentiellement sur les choses et non pas sur les mots. Mais c'est une vérité pour nous également démontrée que les classifications se multiplient dans une proportion parallèle à celle des nomenclatures (Art. III, 1.re partie.) Conséquemment on peut faire autant de nosologies qu'il existe de nomenclatures nosographiques bien distinctes (1).

Les hommes ignorent donc les premiers principes d'idéologie qui pour faire valoir leurs systêmes , commencent par s'écrier que les méthodes des autres ne sont fondées sur rien. Ceux-là servent au contraire plus utilement la science qui, s'attachant à un caractère constant, en font la base d'une méthode qui a le mérite de l'uniformité. Vos classifications nosologiques seront donc utiles et avantageuses, vous tous qui prendrez pour base la considération des symptômes, celle du siége , du temps, de la terminaison, de la conversion des maladies , etc. vos classifications auront un degré de plus de perfectionnement réel , lorsque vous les réunirez

____

(1) M. Dumas pense au contraire , dans son discours sur les progrès futurs de la science de l'homme , pag. 91 , que la prétention de réduire toutes les sciences naturelles à l'arrangement et à la nomenclature des objets dont elles s'occupent , fut long-temps une sorte d'entraves mises à leurs progrès. En conséquence ce professeur regarde comme une erreur que la botanique, la nosologie, etc. aient pour fondement la méthode et la nomenclature.

deux à deux , trois à trois , et que vous ferez des méthodes binaires , ternaires , etc. Enfin un temps viendra , où après avoir suivi le même ordre dans la confection des méthodes, fondées sur la considération des causes , un homme s'emparera des classifications symptô-matiques et étiologiques , et en composera une qui sera le terme des progrès de notre art.

Ainsi nous retrouvons par-tout la chaîne de nos idées et la confirmation des principes que nous avons établis , mais donnons plus de force à leur application.

Dans toutes les méthodes nosologiques , nous pensons que le nom de la classe doit être tiré de la considération des symptômes , et il faut choisir toujours le symptôme le plus constant et le plus dominant. Le nom du genre doit être pris de la considération du siége , et l'espèce doit désigner la nature ou l'es-sence de la maladie.

Cet ordre qui est celui de l'analyse et de la génération des idées , offre plusieurs avantages marqués. Le premier c'est que toutes les maladies se rangeant sans effort dans votre tableau , vous n'avez plus de *classe indéterminée*, et si l'étiologie est assez avancée , vous pouvez fixer irrévocable-ment sur elle la nomenclature nosographique.

Si ces conditions paraissent justes et ri-goureuses, il en résulte nécessairement que

nous

nous ne possédons le nom d'aucune espèce de maladie. D'aucune espèce, dira-t-on; mais c'est un paradoxe. Le paradoxe serait de votre côté, si vous prétendiez m'avoir fait connaître une maladie, quand vous la désignez simplement par les symptômes dominans de fièvre, de chaleur, d'inflammation, de douleur, de faiblesse, etc. Les fièvres adynamiques, par exemple, dont on trouve l'expression si juste, ne sont ainsi appelées que parce que la prostration des forces est le symptôme dominant de ces fièvres; et M. Pinel est trop instruit pour croire que le mot adynamique puisse représenter à l'esprit tous les caractères ou le tableau de cette maladie.

La méthode de M. Dumas aurait donc une supériorité marquée sur celle de M. Pinel, s'il est vrai que dans cette méthode on arrive à la connaissance de l'espèce d'après la cause de la maladie. Mais comme M. Dumas ne cherche point à déterminer la nature de cette cause, il en résulte que l'on est toujours dans une ignorance absolue sur l'essence de la maladie, et sous ce rapport la nosologie de M. Baumes offre le plus haut degré de perfection que l'on puisse atteindre en médecine.

J'y trouve cependant un vice remarquable, mais qui d'ailleurs est facile à corriger. Dans cette méthode , on reconnaît pour cause de maladie, le calorique, l'oxigène , l'hydrogène , l'azote et le phosphore. Je voudrais donc qu'on fit de ces principes les noms *radicaux* des espèces nosologiques (1), en ajoutant une dénomination secondaire pour distinguer les maladies qui différeraient entr'elles dans le tableau. Car si, au lieu de cet ordre , vous désignez les maladies par un symptôme dominant , comme dans polyæmie , hématédèse , votre nomenclature n'est plus en rapport avec les bases de votre doctrine , et votre méthode se confond avec les classifications connues. C'est donc sur les espèces et non pas sur les classes, ainsi que je l'ai établi, que doit porter la dénomination. Avec ce changement qui nous paraît utile et nécessaire, on aurait une méthode nosologique qui ferait le *pendant* du tableau de la nomenclature chimique exécutée par les Lavoisier , les Guyton , les Bertholet et les Fourcroy.

En établissant que le nom de la classe doit être donné d'après le symptôme le plus universel et le plus dominant, nous avons en vue de prévenir les inconvéniens que présentent les méthodes nosologiques qui

_____

(1) M. Tourdes , professeur distingué de l'école de Strasbourg , m'a fait l'honneur de m'annoncer un *essai sur l'espéce nosologique.* Je voudrais pour ma part en provoquer ici la publication.

multiplient les classes sans nécessité , ou qui ne les distinguent que par des abstractions.

En voici deux exemples :

Dans la nosographie de M. Pinel , la première classe porte le nom de fièvres , et la seconde celui de phlégmasies. Mais si vous prenez pour caractère le symptôme dominant de fièvre ou d'inflammation , vous trouverez que la phrénésie et le phlégmon se placent naturellement à côté de la synoque simple et des affections bilieuses inflammatoires. Dans le second exemple, Brown a divisé toutes les maladies en sthéniques et en asthéniques. Ces noms de classe ont le mérite de l'uniformité ; mais ils sont abstraits , parce qu'ils supposent que ceux qui les emploient ont la connaissance de l'état intérieur des forces de la vie , et c'est une chose impossible à déterminer (1). On

---

(1) M. Harmand de Montgarny en donne un exemple bien remarquable dans son *traité de l'alchianisme animal*. En effet , présenter le cadre nosologique de toutes les altérations ou affections morbides que peuvent éprouver les opérations de l'alchian universel et individuel dans les corps naturels , c'est avancer en d'autres termes que l'on sait positivement ce que c'est que l'alchian ou principe de vie ; or , ajoute M. Montgarny , je n'ai pas la présomption de croire que l'on trouvera dans l'alchianisme animal que je publie , tout ce qui constitue l'essence de l'alchian dans les phénomènes de la vie , de la santé , des

peut donc contester l'utilité d'une méthode qui n'est fondée que sur des abstractions, et on doit la rejeter si les caractères qui lui servent de base, portent sur un principe tout-à-fait faux. En voici la preuve.

Lorsqu'un individu contracte une maladie, la nature succombe ou elle guérit. Dans ce dernier cas, il faut bien que le mal ne soit pas aussi fort que la vie, puisqu'il a le dessous. Or, tous les maux analogues que la nature guérira seront asthéniques par rapport à la vie, et on ne devra appeler sthéniques que ceux essentiellement mortels. Vous objectez que toutes les maladies n'attaquant pas avec la même impétuosité, on peut les diviser en plus fortes et en moins fortes. Mais ce n'est ici qu'une force de relation, et s'il m'est impossible de fixer les degrés d'une force même relative, puisqu'elle doit varier selon le tempérament, l'âge, le sexe, le régime et les passions de chaque individu, puis-je en faire la base d'un système raisonné de classification?

Cependant c'est sur ce fondement ruineux que M. Lafont-Gouzi vient d'élever un plan

---

maladies, et de la mort de l'homme. Ce n'était donc la peine de faire un livre sur une chose que l'on n'entend point. Mais ce livre me paraît utile pour montrer jusqu'à quel point on peut étendre la multiplicité des mots sans rien ajouter à nos connaissances.

de matière médicale. Toutes les maladies, dit-il, dont la guérison est due aux stimulans ou toniques, appartiennent à la classe des asténies : toutes celles qui guérissent par l'usage des rafraîchissans ou débilitans, composent la classe des affections sténiques. Ces deux grandes divisions, ajoute ce médecin, portent un tel caractère de vérité et de simplicité, qu'on ne peut s'empêcher d'y reconnaître l'aveu de la nature, et de voir que *toutes* les autres ne sont que le fruit de l'imagination.

Mais telle maladie que vous croyez asthénique, est souvent sthénique, et si au lieu d'un stimulant vous pratiquez une saignée qui est un remède affaiblissant, vous relevez des forces qui n'étaient qu'*opprimées* et vous sauvez l'individu.

Que les browniens écoutent leur histoire : les méthodistes, dit Leclerc, s'imaginèrent qu'en observant ce que les maladies ont de *commun* entr'elles à certain égard, il ne servait de rien de descendre davantage dans le particulier. Ce fondement posé, ils se mirent ensuite dans l'esprit, que comme il n'y avait proprement selon eux que de *deux sortes de maladies*, il ne fallait aussi que de *deux sortes de remèdes* qui étaient naturellement indiqués par les deux genres dont on vient de parler ; de manière qu'il suffisait de connaître sous lequel de ces

deux genres une maladie devait être rapportée pour trouver en peu de temps le remède.

Ce rapport singulier de la doctrine de
Brown avec celle de Thémison , me paraî-
trait bien propre à corriger l'enthousiasme
des médecins qui se passionnent pour un
systême sans l'avoir approfondi, si d'ailleurs ce systême pouvait résister contre les
argumens dont je me suis servi pour renverser la classification des maladies en
sthéniques et en asthéniques.

Nous pardonnera-t-on , disait Lavoisier ,
d'avoir changé la langue que nos maîtres
ont parlée , qu'ils ont illustrée et qu'ils nous
ont transmise ? J'ose l'espérer d'autant plus
que quelque jugement qu'on porte de cet
écrit , j'ai la confiance d'avoir jeté quelques
traits de lumière sur le sujet le plus pénible
et le plus abstrait que l'on ait proposé depuis
long-temps en médecine. J'ai respecté les
hommes, mais j'ai eu le courage de juger
leurs opinions. Et tel qui voulait que l'on
adoptât sa méthode et qu'on parlât son langage , ne connaissait point la force de cette
pensée de Bacon : *Credunt homines rationem suam verbis imperare ; sed fit
etiam ut verba vim suam super intellectum
retorqueant et reflectant.*

N ov. org.

Terminé à Montpellier , le 27 juillet 1806.

TABLE
DES DIVISIONS PRINCIPALES
DE CET OUVRAGE.

CHAPITRE III.

OUVRAGES DE L'AUTEUR.

1.º Coup-d'œil philosophique sur l'importance et la certitude de la médecine. An IX, in-4º.

2.º Esquisse d'un système politique sur les moyens de perfectionner la médecine en France. An XI, in-8º.

3.º Tableau synoptique d'une nosologie-légale fondée sur le code social. An XI, in-8º.

NOTA *Les développemens de ce prodrome de médecine-légale, en 3 vol. in-8.º, auraient déjà paru sans le nouveau projet de code criminel dont on attend de jour en jour la discussion. Fidèle au plan de son premier travail, l'auteur a essentiellement en vue de rendre son traité de médecine-lég le d'un intérêt plus général, en l'adaptant aux dispositions des codes civil et criminel de l'empire français; et il y attache sa réputation litté-aire.*

4.º De l'influence de la nuit sur les maladies, ou traité des maladies nocturnes. Ouvrage couronné par la société de médecine de Bruxelles, dans sa séance du 2 vendémiaire an XIV. 1806, in-8º.

A MONTPELLIER,

DE L'IMPRIMERIE DE FONTENAY-PICOT, PLACE DES CAPUCINS.

www.ingramcontent.com/pod-product-compliance
Ingram Content Group UK Ltd.
Pitfield, Milton Keynes, MK11 3LW, UK
UKHW020248180726
13839UKWH00001B/240